ACTA NEUROCHIRURGICA / SUPPLEMENTUM IX

DIE VERTEBRALISANGIOGRAPHIE

IHRE BEDEUTUNG FÜR DIE DIAGNOSE DER TUMOREN

VON

DR. M. GAZI YAŞARGIL
PRIVATDOZENT
OBERARZT DER NEUROCHIRURGISCHEN UNIVERSITÄTSKLINIK ZÜRICH
(DIREKTOR: PROF. H. KRAYENBÜHL)

MIT 62 TEXTABBILDUNGEN

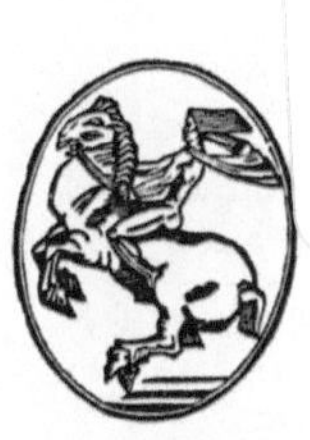

WIEN / SPRINGER-VERLAG / 1962

ISBN-13: 978-3-7091-8093-8 e-ISBN-13: 978-3-7091-8092-1
DOI: 10.1007/978-3-7091-8092-1

Softcover reprint of the hardcover 1st edition 1962

MEINER FRAU

Geleitwort

Egas Moniz gebührt das große Verdienst um die Einführung der röntgenologischen Kontrastmitteldiagnostik der Hirngefäße als diagnostische Hilfsmethode in die klinische Neurologie. Seit 1927 hat sich die zerebrale Angiographie in technischer und diagnostischer Hinsicht in ungeahntem Ausmaße entwickelt. Die hervorragende diagnostische Bedeutung der Karotisangiographie ist heute unbestritten. Dasselbe kann von der Vertebralisangiographie nicht gesagt werden, weil ihre Deutung nicht einfach ist. Dies hängt mit den anatomischen Variationen der Gefäße und mit der in mancher Beziehung ungünstigeren Lage derselben zusammen. Oft scheint es schwierig zu entscheiden, ob überhaupt ein raumfordernder Prozeß vorliegt. Es ist infolgedessen nicht verwunderlich, daß bis heute im deutschen Schrifttum eine monographische Bearbeitung der Vertebralisangiographie für die Diagnose und Differentialdiagnose der expansiven Prozesse in der hinteren Schädelgrube gefehlt hat. Seit den fremdsprachlichen Publikationen [Radner (1947 und 1951), Hauge (1952), Namin und Olsson (1953)] wurde die Vertebralisangiographie in knapper Form in der Röntgenologie von Lindgren [Zweiter Band des Handbuches der Neurochirurgie (Olivecrona und Tönnis)] und in der klinischen Neuroradiologie [Decker (1960)] bearbeitet.

Die vorliegende Arbeit von Yaşargil füllt infolgedessen eine Lücke aus und ist zu begrüßen, weil sie auf einer großen Untersuchungsserie beruht und aus dem klinischen Bedürfnis entstanden ist, nicht nur expansive Prozesse in der hinteren Schädelgrube nachzuweisen, sondern ihre Differentialdiagnose gegenüber andersartigen pontinen und zerebellären Erkrankungen abzugrenzen. Damit wird der Vertebralisangiographie eine Anzeigestellung auf breiterer Basis zuerkannt, allerdings stets unter strenger Berücksichtigung des gesamtklinischen Befundes. Die Auswahl und kritische Deutung der angiographischen Bilder sprechen für den großen Erfahrungsschatz des Autors, welcher mit der vorliegenden Darstellung dem Neurochirurgen und Neurologen einen sicheren diagnostischen Wegweiser in die Hand gibt.

Zürich, im Dezember 1961.

H. Krayenbühl
Direktor der
Neurochirurgischen Universitätsklinik Zürich

Vorwort

In der 1957 erschienenen Monographie „Die vaskulären Erkrankungen im Gebiete der A. vertebralis und A. basialis" (H. KRAYENBÜHL und M. G. YAŞARGIL) wurde der Versuch unternommen, die Bedeutung der Vertebralisangiographie bei vaskulären Erkrankungen anhand von 250 Vertebralisangiogrammen herauszuarbeiten. In Ergänzung zu dieser Monographie entstand die vorliegende Arbeit. Sie befaßt sich mit den angiographischen Befunden der nicht vaskulären Erkrankungen im Gebiete der A. vertebralis basialis und ihrer Äste. Vor allem werden die diagnostischen Befunde bei den raumfordernden Krankheiten des sub- und supratentoriellen intrakraniellen und des zervikalen intraspinalen Raumes behandelt. Außerdem finden auch die verschiedenen Krankheitssymptome nicht blastomatöser Genese, welche gegenüber den raumfordernden Krankheiten abzugrenzen sind, Berücksichtigung.

Die Durchführung der vorliegenden Arbeit wäre ohne die Förderung, die Ratschläge und wertvollen Hinweise durch meinen verehrten Lehrer, Herrn Prof. H. KRAYENBÜHL, nicht möglich gewesen, wofür ich ihm zu herzlichem Dank verpflichtet bin. Die Vertebralisangiogramme wurden im Röntgendiagnostischen Zentralinstitut der Universität Zürich (Direktor: Prof. H. R. SCHINZ) vorgenommen. Für die freundliche Unterstützung meiner Untersuchungen möchte ich hier Herrn Prof. H. R. SCHINZ besonders danken. Mein Dank gilt auch Herrn P.-D. Dr. G. WEBER, Oberarzt der Neurochirurgischen Universitätsklinik Zürich, und Herrn P.-D. Dr. F. LOEW, Chefarzt der Chirurgisch-Neurochirurgischen Universitätsklinik Homburg/Saar; sie hatten die Freundlichkeit, das Manuskript durchzulesen und es sprachlich und inhaltlich zu korrigieren. Herzlichen Dank schulde ich der Sekretärin unserer Klinik, Frl. M. TRABER, die die schriftlichen Arbeiten und Korrekturen unermüdlich besorgte. Die Fotokopien und Skizzen verdanke ich dem wissenschaftlichen Zeichner unserer Klinik, Herrn H. P. WEBER.

Zürich, im Dezember 1961.

M. G. Yaşargil

Inhaltsverzeichnis

Einleitung

Bedeutung der Vertebralisangiographie für die Tumordiagnostik

Wir haben uns die Aufgabe gestellt, die Möglichkeiten und Grenzen dieser Untersuchungsmethode zu analysieren und stützen uns auf 804 Angiogramme von 705 Patienten, welche während der letzten 8 Jahre (1953—1960) mit der perkutanen Vertebralisangiographie gewonnen worden sind.

Die Bedeutung der Karotisangiographie ist für die Diagnostik der supratentoriellen Tumoren heute unbestritten; gleiches kann jedoch von der Vertebralisangiographie nicht behauptet werden, weil die technischen und diagnostischen Schwierigkeiten erheblich größer sind. Die erfolgreiche Punktion der von den Querfortsätzen der Halswirbelkörper ringförmig umschlossenen und gestützten Aa. vertebrales ist nicht immer einfach, wie die Punktion der A. carotis communis und der A. femoralis. Die erzielten diagnostischen Ergebnisse der Vertebralisangiographie stehen in einem ungünstigen Verhältnis zu der umständlichen, zeit- und kostspieligen Untersuchungsmethode, welche für den Patienten außerdem belastend ist. Aus diesem Grunde konnte bisher keine Punktions- und Darstellungsmethode eine Allgemeingültigkeit erlangen. Die sehr variierenden Methoden sprechen dafür, daß keine Methode restlos befriedigt. Eine eingehende Beschreibung der verschiedenen angewandten Methoden drängt sich daher auf.

Erstes Kapitel

Technik der Vertebralisangiographie

a) Geschichtliche Vorbemerkungen

1933 gelang Moniz eine retrograde Füllung der A. vertebralis während der Karotisangiographie. Als die gefürchteten Folgen einer eventuellen Kontrastmittelschädigung ausblieben, war der Weg zu einer neuen Untersuchungsmethode geebnet. Seither wurden folgende Methoden entwickelt:

1. *Operative Methode*

a) Freilegung der A. subclavia (MONIZ) oder der A. vertebralis (zwischen den Querfortsätzen C 3—5 oder am Atlasbogen) (RIECHERT, SJÖQVIST, OLIVECRONA).
b) Freilegung der A. vertebralis am Atlasbogen (BERCZELLER-KUGLER).
c) Freilegung der A. carotis communis. Retrograde Kontrastmittelinjektion in die A. carotis communis bei distaler Kompression (SCHAERER, ELVIDGE, AMELI).
d) Freilegung der A. brachialis, retrograde Injektion des Kontrastmittels (15—18 ccm bei Kindern, 30 ccm bei Erwachsenen) (GOULD-PEYTON-FRENCH, COLLINS-SLADE-LOCKHART, GRIPONISSIOTIS).

2. *Kathetermethode*

a) Einführung eines Katheters unter Röntgenkontrolle über die freigelegte A. radialis bis zur A. vertebralis (RADNER, HAUGE, OLLSON, MARTIN-POTVLIEGE, SHEEHAN-BAUER, KUHN).
Perkutane Einführung des Katheters (PYGOTT-HUTTON, SUTTON).
b) Perkutane Punktion der A. femoralis, Einführung eines Polyäthylen-Katheters bis zur A. vertebralis (LINDGREN, BONTE-RIFF-SPY, GOLLMANN).

3. *Perkutane Technik*

a) Punktion der A. vertebralis über dem Atlasbogen unter dem Proc. mastoideus (MASLOWSKI, PETIT-DUTAILLIS, NAMIN, NIEMEYER-POMPEU).
Modifizierung dieser Methode unter Benützung eines Zielapparates (BATLEY).
b) Punktion der A. vertebralis lateral vom Atlanto-Okzipitalgelenk (ZIELKE-WEIDNER).
c) Perkutane Punktion der A. subclavia in der Fossa supraclavicularis, Kompression der A. axillaris während der Injektion (SHIMIDZU, BARBIERI-VERDECCHIA, MORRIS, MEYER-SHEEHAN-BAUER).
d) Punktion der A. carotis communis und retrograde Injektion des Kontrastmittels bei peripherer Kompression der A. carotis communis (SCHAERER).
e) Punktion einer Kubitalvene und Injektion von 60 bis 80 ccm Kontrastmittel (VIALLET und Mitarbeiter).
f) Perkutane Punktion der A. vertebralis ventral zwischen den Querfortsätzen von C 5 bis C 2 (TAKAHASHI, LINDGREN,

SJÖGREN, DECKER, COLUMELLA, GLONING-KLAUSBERGER, MILLETTI, SUGAR-HOLDEN-POWELL, ROUGERIE, NAMIN, CABISES-LAUDA, PERTUISET-PETIT-DUTAILLIS, FRESHWATER, KAUTZKY, SUTTON-HOARE, SWANN, MONES).

Die operativen Methoden benötigen längere Zeit und sind umständlich. Bei retrograder Injektion bedarf es einer großen Menge des Kontrastmittels. Diesbezüglich ist die Methode von GRIPONISSIOTIS besser, weil mit derselben die A. brachialis nur aufgeschlitzt und nachher mit einem Stich verschlossen wird. Die Kathetermethode liefert die schönsten Angiogramme, sie hat aber den Nachteil, daß in einer Sitzung nur eine Seite angiographiert werden kann (über die A. femoralis kann nur die linke A. vertebralis, über die A. brachialis nur die rechte A. vertebralis erreicht werden) und die A. radialis vorübergehend oder für immer ligiert werden muß. Die perkutane Punktion der A. subclavia ist mit der Gefahr eines Pneumothorax verbunden. Die Darstellung der A. basialis und ihrer Äste ist nicht immer befriedigend, weil das Kontrastmittel sich auf die Äste der A. subclavia verteilt. Ein besonderer Vorteil liegt jedoch darin, daß die A. vertebralis im Halsabschnitt überblickt werden kann, so daß eventuelle Verlagerungen infolge von Veränderungen der Halswirbel (Osteophyten usw.) sowie Tumoren und Gefäßmißbildungen der Halswirbelsäule und des zervikalen Halsmarkes aufgedeckt werden können. Spasmen der A. vertebralis werden zwar vermieden, aber die Gefahr von Thrombosen infolge einer Intimaverletzung ist nach den Erfahrungen bei der Angiographie stets vorhanden. Wir sind der Ansicht, daß die perkutane Punktion der A. vertebralis ventral zwischen den Querfortsätzen der Kathetermethode ebenbürtig ist. Nadel und Kontrastmittel spielen eine weniger bedeutende Rolle als die Erfahrung und Geschicklichkeit des Operateurs. Der bedeutende Vorteil der Kathetermethode liegt darin, daß die Halswirbelsäule bewegt werden kann und die Hände des Operateurs vor der Bestrahlung am besten geschützt sind.

TAKAHASHI (1940) gebührt das Verdienst, die A. vertebralis ventral zwischen den Querfortsätzen C 4/5 erstmals perkutan punktiert und einen einfachen und für die routinemäßigen Untersuchungen sehr geeigneten Weg gezeigt zu haben. Diese Methode ist sowohl für die Patienten als auch für den Arzt wenig belastend. Daß zahlreiche Kliniken heute diese Methode mit einigen kleinen Variationen bevorzugen, spricht für ihre Vorteile. Die SHELDON-Nadel mit seitlicher Öffnung, welche von SWANN modifiziert wurde, hat den Vorteil, daß sie bei der Kontrastmittelinjektion nicht so leicht herausrutscht. Dem Anfänger würde diese Nadel sehr behilflich sein. SWANN erreichte mit seiner Nadel bei 94% eine gute Darstellung der A. vertebralis, während er mit der normalen Nadel nur bei 60% eine gute Füllung erreichte. Die periarteriellen Injektionen gingen von 31% auf 12% zurück.

In unserer Klinik wurden zwischen 1948—1952 die Methode von MASLOWSKI bei 30 Patienten und zwischen 1953—1960 die Methode von TAKAHASHI bei 675 Patienten angewandt.

b) Eigene Punktionstechnik

Wir nehmen die perkutane Punktion am Hals ventral, 1 Querfinger paramedian von der Mittellinie, medial von der A. carotis communis, in leichter Retroflexionslage der Halswirbelsäule vor. Um eine absolute Schmerzfreiheit, und dadurch eine gute Entspannung und bequeme Lagerung der Halswirbelsäule zu erzielen, werden die Punktionen immer in *intratrachealer Narkose* ausgeführt. Die ängstlichen Abwehrreaktionen des Patienten und die erhöhte Spasmusbereitschaft werden damit vermieden, so daß einerseits die Punktion rasch gelingt und anderseits unliebsame Folgen von Gefäßspasmen ausbleiben. Wir verwenden die gleiche Nadel wie bei der Karotisangiographie. Medial von der A. carotis communis werden 2 aufeinanderliegende Foramina intertransversaria (C 2/3, C 3/4 oder C 4/5) mit dem Mittelfinger der linken Hand palpiert, die Haut über der getasteten Stelle zwischen Mittel- und Zeigefinger eingedrückt und fixiert. Die Nadel wird gegen ein höher gelegenes Intervertebralloch gerichtet, schräg von unten nach oben, leicht

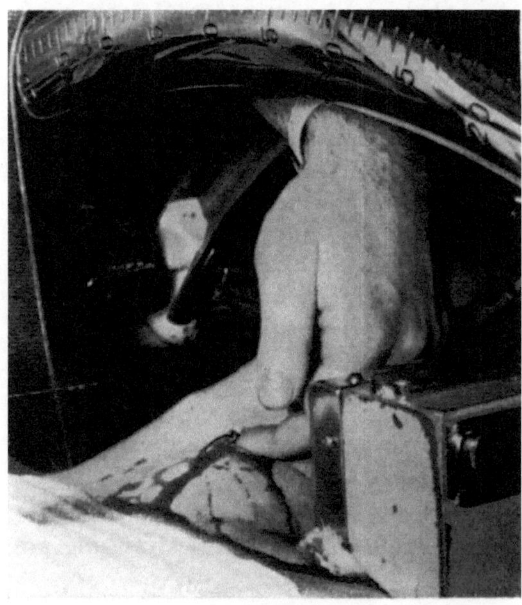

Abb. 1 a. Die Nadel liegt in der A. vertebralis. Kräftiger Blutstrahl spricht für die gute Lage der Nadel.

mediolateral eingeführt. Die Spitze der Nadel tastet die knöchernen Ränder des Foramens. Beim Aufhören des knöchernen Widerstandes gleitet sie häufig mit Leichtigkeit in die A. vertebralis. Da die beiden Arterienwände dabei durchstochen werden, wird in der Regel die Nadel vorsichtig minim zurückgezogen, wobei bei guter Lage der Nadel in der Arterie das arterielle Blut kräftig herauspulsiert. Vorsichtig kann die Spitze der Nadel leicht eleviert und noch 4—5 mm kranialwärts geschoben werden, damit die Nadel

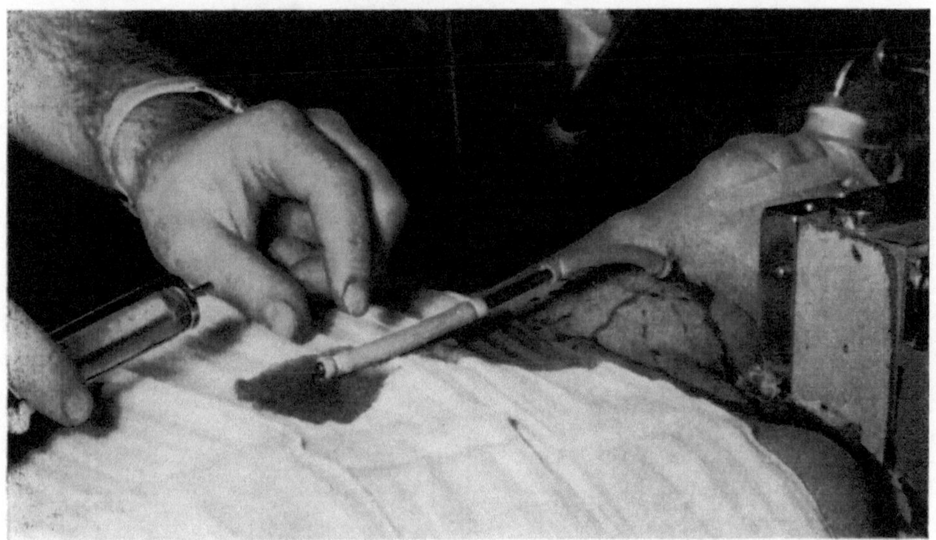

Abb. 1b. Gummischlauch mit Glaszwischenstück wird angeschlossen.

bei der Kontrastmittelinjektion nicht herausrutscht. Die Manipulation bedarf freilich großer Übung. Falls das arterielle Blut nicht in kräftigem Strahl, sondern nur schwach tröpfelnd herauspulsiert, so liegt die Öffnung der Nadelspitze schlecht oder nur unvollständig im Arterienvolumen. In einer solchen Situation darf das Kontrastmittel nicht injiziert werden, weil es meistens periarteriell fließen und die Spasmusbereitschaft stark erhöhen würde, so daß nachfolgende Punktionsversuche erst recht nicht gelingen.

Spritzt das Blut kräftig heraus, dann wird der Gummischlauch mit Glaszwischenstück (10 cm) vorsichtig unter leicht rotierenden Bewegungen des Schlauchendes an das zwischen Daumen und Zeigefinger möglichst unbeweglich fixierte Nadelende angeschlossen. Um den operierenden Arzt vor Röntgenstrahlenschädigung zu schützen, kann der Gummischlauch lang gewählt werden. Nach dem Zusammensetzen des Systems injizieren wir zunächst physiologische Kochsalzlösung, lassen aber vorher kleine Luftblasen durch leichtes Anheben des Schlauches entweichen. Es ist dringend anzuraten, erst nach völlig widerstandloser Durchgängigkeit des Systems bei der Kochsalzinjektion das Kontrastmittel zu injizieren.

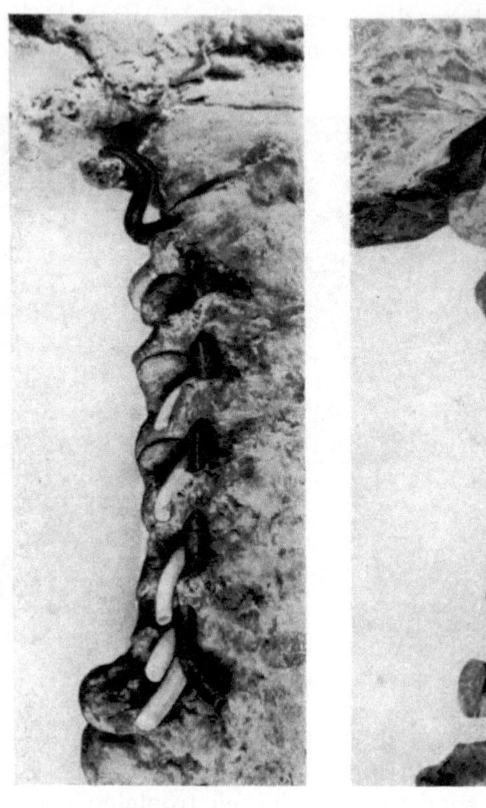

Abb. 2a

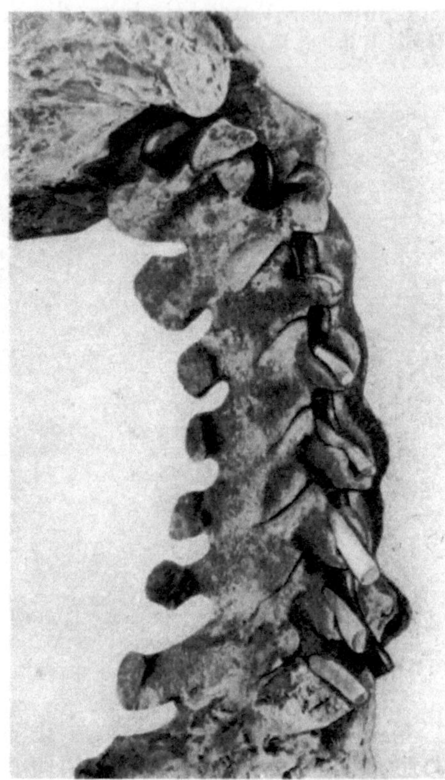

Abb. 2b

Abb. 2a—b. Die A. vertebralis im anatomischen Präparat; ihre Beziehung zu den zervikalen Nervenwurzeln.

Ansonst besteht die Gefahr, daß das Kontrastmittel periarteriell oder, bei Verletzung einer Wurzeltasche, sogar *intrathekal* injiziert wird.

Als Kontrastmittel verwenden wir 60% Urografin; bei Erwachsenen werden auf einmal 10 ccm, bei Kindern 6 ccm Kontrastmittel injiziert. In den ersten 2—3 Sekunden werden 5—6 ccm Kontrastmittel injiziert und in dieser Zeit die arterielle Phase des Angiogramms aufgenommen. Bei 8—10 ccm wird die kapilläre

Phase, und 2—3 Sekunden nach Beendigung der Injektion die venöse Phase aufgenommen. Bei Kindern sollten alle Phasen innerhalb 4—5 Sekunden aufgenommen werden, weil das Kontrastmittel bei Kindern sehr rasch abfließt.

Es werden 2 seitliche stereoskopische Aufnahmen neben semiaxialen und antero-posterioren angefertigt. Die stereoskopischen Aufnahmen sind bei der Vertebralisangiographie besonders zu empfehlen, weil die Strukturen des Felsenbeines erst im stereoskopischen Bild mit Sicherheit von feinen Gefäßen differenziert werden können, welche sich auf die Mastoidzellen projizieren. Durch wechselnde Drehung des Kopfes (30—60°) nach rechts oder links kann der Kleinhirnbrückenwinkel am besten dargestellt werden. Diagnostische Vorteile bei speziellen Kopflagerungen, beispielsweise Aufnahmen in Rundström IV-Lage konnten jedoch nicht erzielt werden.

Die Punktion und die dreimalige Injektion des Kontrastmittels dürfen insgesamt nicht länger als 15 Minuten dauern. In der Regel gelingt die Punktion auf ersten Anhieb (86% der Fälle), und die verschiedenen Aufnahmen können in 10 Minuten gemacht werden.

Es gibt jedoch Fälle (14%), vor allem bei Personen mit kurzem, dickem Hals, stark gepolstertem Nacken, großer Struma oder Narben von früheren Halsoperationen, bei welchen sich die Punktion als eine äußerst schwierige Angelegenheit erweist. Bei Patienten, welche konstitutionell eine sehr dünne Arterie aufweisen, ist man nachträglich oft erstaunt, daß eine Punktion resp. eine Darstellung überhaupt möglich war.

Wir haben bis Ende 1960, d. h. innerhalb von 8 Jahren bei 705 Patienten eine Vertebralisangiographie ausgeführt. Bei 8 Patienten gelang die Punktion der Arterie weder rechts noch links (1,13%).

Bei 107 Patienten wurde die Angiographie aus diagnostischen Gründen auf beiden Seiten gemacht.

Nach unseren Untersuchungen bei 400 Autopsiefällen wurden folgende Verhältnisse festgestellt: Die A. vertebralis war bei 26% bds. gleich stark entwickelt, bei 32% rechts breiter, bei 42% links breiter, bei 0,75% beidseits abnorm schmal, nur rechts schmal bei 6,2%, nur links bei 4,5%. ZIELKE und WEIDNER sahen bei 80 Fällen folgende Verhältnisse: die rechte A. vertebralis war 8mal fast völlig lumenlos oder nur fadendünn, links dagegen nur 2mal. Im ganzen wurde sie 29mal gleich stark gefunden, 17mal war sie rechts und 34mal links stärker. In Berücksichtigung dieser Befunde punktieren wir die Arterie immer zuerst auf der linken Seite. Falls die rechte Arterie aus besonderen Gründen angiographisch erfaßt werden soll (bei Gefäßverschlüssen und rechtsseitigen Kleinhirntumoren) punktieren wir auch die rechte A. vertebralis.

Bei 705 Fällen konnten wir die folgenden Ergebnisse erzielen:

	Zahl der Patienten	Zahl der Angiogr.
Punktion bds. mißlungen	8	—
nur auf der linken Seite mißlungen, rechts gut	25	25
nur auf der rechten Seite mißlungen, links gut	40	40
bds. gelungen	107	214
nur links gemacht	340	340
nur rechts gemacht	185	185
	705	804

Eine *gute* Darstellung der A. vertebralis und ihrer intrakraniellen Äste war unter 804 gelungenen Angiographien bei 678 (84,32%), eine *mäßige* bei 102 Fällen (12,7%), eine *sehr schlechte* bei 24 Fällen (2,98%) festzustellen.

c) Komplikationen

Die Angiographie der zerebralen Gefäße ist erfahrungsgemäß keine harmlose Untersuchungsmethode, weshalb sie nur vom geübten Fachmann auszuführen ist. Bei der Vertebralisangiographie ist mit leichten und schweren Zwischenfällen zu rechnen. SUGAR-HOLDEN-POWELL (1949) sahen bei einem Fall das Auftreten eines Brown-Séquard-Syndroms. SUTTON-HOARE (1951) beobachteten unter 80 Fällen bei einem Fall ein Brown-Séquard-Syndrom und bei einem anderen eine passagere Hemiparese. Einmal gelangte das Kontrastmittel, wahrscheinlich infolge der Verletzung einer Wurzeltasche, in den Subarachnoidalraum.

ROZANSKI (1953) beschrieb pedunkuläre Halluzinationen während und nach der Angiographie. LUHAN-POLLAK (1953) beobachteten bei einem Fall das Syndrom der A. cerebellaris superior, so daß eine Embolie dieser Arterie diagnostiziert wurde. DECKER (1955) beschrieb unter seinen 360 Fällen mehrere Male vorübergehende Wurzelschmerzen im Bereich der Brachialnerven, Bewegungseinschränkung der Halswirbelsäule und einmal einen retropharyngealen Abszeß. Im Krankengut von SUGAR-BUCY (1954) sind 3 Fälle mit Komplikationen erwähnt, wovon ein 48j. und 69j. Patient ad exitum kamen. LINDGREN (1950) sah unter 60 Fällen 2 schwere Komplikationen, indem 1 Patient während 3 Tagen eine Amaurose aufwies und ein anderer während 24 Stunden komatös blieb. Beide Fälle erholten sich später vollständig. SJÖGREN (1953) konnte unter 200 Fällen einmal das Syndrom der A. cerebellaris inferior posterior nachweisen. ALLEN (1959) beschrieb ebenfalls einen Fall mit Syndrom des Verschlusses der A. cerebellaris inferior posterior. PETIT-DUTAILLIS und Mitarbeiter (1953) erlebten 4 Zwischenfälle unter 162 Fällen, 2mal mit tödlichem Ausgang. Bei einem Fall wurden, in der Hoffnung, die spastische Arterie erweitern zu können, 5 ccm Novocain 1% intraarteriell injiziert. RUGGIERO-CONSTANS (1954) sahen unter 48 Fällen bei 3 Patienten schwere passagere Komplikationen. In der 1958 veröffentlichten Arbeit erwähnen RUGGIERO und Mitarbeiter folgende Zwischenfälle: 1mal Parese eines Armes, 1mal eine Hemiplegie, 1mal ein Koma, 2mal tonische Krisen und 2mal eine generalisierte Epilepsie (alle passagere). 2 weitere Patienten starben nach Karotis- und Vertebralisangiographie. Die Sektion ergab bei einem 26j. Patienten eine eitrige Meningoenzephalitis und bei einer 52j. Patientin außer einem Hirnödem einen Herzinfarkt. RADNER (1951) beobachtete bei 221 Patienten 4mal Komplikationen, und zwar 2mal mit tödlichem Ausgang und 2mal mit Erholung. Bei einem weiteren Patienten ereignete sich ein seltener Zwischenfall mit Ablösung der Metallspitze des Katheters und Steckenbleiben in der Gegend der A. cerebellaris superior. Der Patient zeigte aber keine Komplikationen. BLEGEN (1957) sah vorübergehende Amaurose während 3 Tagen in einem Fall und MASLOWSKI (1956) verlor einen Patienten unter 104 Fällen. Die Autopsie ergab eine Thrombose der A. vertebralis. Ein weiterer Patient bekam eine Hemiplegie. BONNAL-LEGRÉ (1958) verloren einen Patienten nach der Angiographie, der ein Wallenberg-Syndrom aufgewiesen hatte. SWANN (1958) beobachtete unter 102 Fällen einmal eine Osteomyelitis der Halswirbelkörper. HAUGE (1954) behandelt in seiner Monographie das Problem der Komplikationen sehr eingehend und hat eine einzigartige Statistik ausgearbeitet. Er bespricht die postangiographischen Beschwerden der Patienten (Kopfschmerzen, Erbrechen, Schwindel, Photopsie, Apathie) nach verschiedenen Kontrastmitteluntersuchungen. Er beobachtete bei 8 Patienten auf einer Seite eine Miosis, auf der anderen Seite eine Mydriasis; bei 10 Patienten nur eine einseitige Miosis und bei 9 Patienten eine einseitige Mydriasis. 25 Fälle hatten Augenflimmern, 9 Fälle eine passagere Hemiamblyopie, 6 Fälle eine Amblyopie, 5 Fälle eine „visual-agnosia", 6 Fälle ein „amnesic-bulbar-Syndrom", 7 Fälle visuelle Halluzinationen. 1 Patient kam ad exitum. HAUGE teilte 1956 noch einen Fall mit, der 1½ Jahre nach der Angiographie starb. Die Angiographie hatte bei diesem Patienten das Fehlen der A. cerebralis posterior gezeigt. Bei der Autopsie wurde außer einem Aneurysma an der Bifurkationsstelle der A. basialis noch eine schwere Erweichung im Bereiche der Medulla oblongata und der Brücke aufgefunden. HAUGE ist der Ansicht, daß die arteriosklerotischen Patienten mehr zu Komplikationen neigen. PYGOTT-HUTTON (1959) wenden die Kathetermethode über die A. brachialis an und sahen bei einem Fall eine passagere homonyme Hemianopsie. MONES teilte unter 106 perkutan angiographierten Fällen 2mal permanente und 13mal passagere Komplikationen mit.

Wir haben die Angiographie stets in intratrachealer Narkose vorgenommen und unmittelbare Störungen während und nach der Angiographie nie beobachten können. 697 Patienten erwachten aus der Narkose ohne Schwierigkeiten. 8 Patienten wurden anschließend an die Arteriographie operiert; von diesen kamen 2 Patienten mit einem Medulloblastom innerhalb einer Woche ad exitum. Bei beiden Fällen wurde vor der Angiographie noch eine Ventrikulographie gemacht, so daß eine ungünstige kumulative Wirkung der verschiedenen Untersuchungen nicht zu verneinen ist. Von 703 Patienten klagten 6 während 2 Tagen über starken Brechreiz und 3 während 2—3 Wochen über radikuläre Armbeschwerden infolge Wurzelreizung während der Punktion. Neurologische Ausfälle wie Paresen usw. sahen wir bei keinem Patienten, nur 1 Patient hatte während eines Tages ein doppelseitiges Babinskiphänomen.

Wir sind der Ansicht, daß die Punktion der A. vertebralis in intratrachealer Narkose große Vorteile bietet. Die Gefahr des Spasmus der Arterie ist bei Punktion in Lokalanästhesie sicher erhöht. In Narkose sind die Patienten entspannt, die Halswirbelsäule wird gut retroflektiert und die A. vertebralis läßt sich rasch punktieren. Die Arterie darf nicht mehr als 3mal hintereinander punktiert werden. Bei mißlungenen Punktionen muß die Untersuchung rechtzeitig abgebrochen werden, weil sonst die A. vertebralis allzusehr verletzt würde. Das Alter der Patienten spielt keine Rolle, jedoch ihr Allgemeinzustand. Wir haben bei Säuglingen und 70j. Patienten mit gutem Allgemeinzustand die Vertebralisangiographie ohne Komplikationen durchführen können. Bei Patienten in stark reduziertem Allgemeinzustand lehnen wir diese Untersuchung ab.

Zweites Kapitel

Das normale Vertebralisangiogramm

Es lassen sich anatomisch und angiographisch vier Strecken im Verlauf der A. vertebralis unterscheiden:

1. Vom Ursprung von der A. subclavia bis zum Eintritt ins Foramen costotransversarium des 6. Halswirbels.

2. Gestreckte 2. Strecke zwischen dem 6. und 2. Halswirbelquerfortsatz.

3. Schlingenreicher Verlauf in der 3. Strecke zwischen Epistropheus-Atlas-Querfortsätzen.

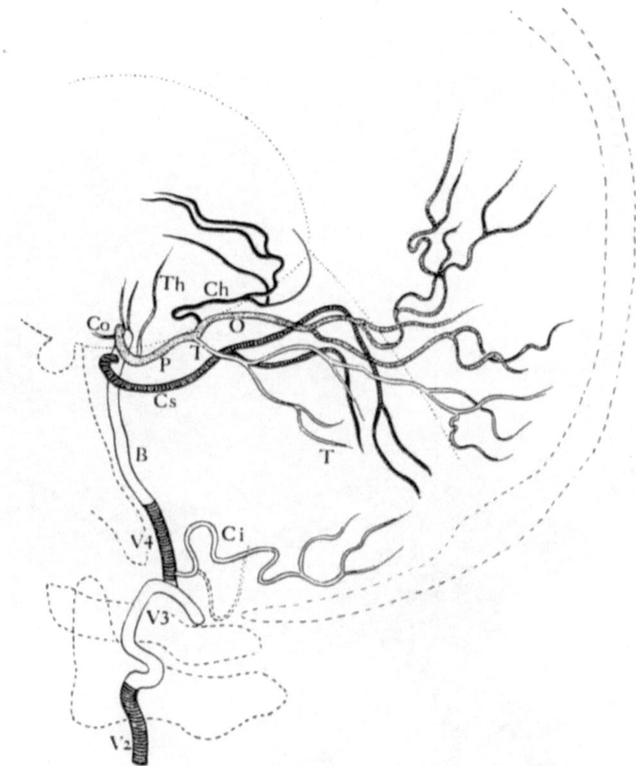

Abb. 3a. Schema eines normalen Vertebralisangiogramms.

V 2—V 4 = A. vertebralis in verschiedenen Abschnitten. V 2 = zwischen C 6 und C 2. V 3 = zwischen C 2 und C 1. V 4 = zwischen Atlas und unterem Klivusrand. Ci = A. cerebellaris inferior posterior. B = A. basialis. Cs = Aa. cerebellares superiores. P = Aa. cerebrales posteriores. Co = A. communicans posterior. Th = Aa. thalamicae. Ch = Aa. chorioideae posteriores (medialis et lateralis). T = A. temporalis. O = A. occipitalis interna.

4. Gestreckter, schräger Verlauf zwischen Atlasbogen und Vereinigungsstelle mit der gegenseitigen A. vertebralis auf Höhe des unteren Randes des Klivus einerseits und des Pons andererseits.

Die A. vertebralis weist in der 1. und 2. Strecke sehr geringe Variationen und in der 3. Strecke reichliche Variationen von der einfachen gestreckten Form bis zu mehreren Schlingen auf. Vor der

Vereinigung zur A. basialis können die Aa. vertebrales einen vom Klivus verschieden weiten Abstand haben (8—12 mm oder mehr).

Die A. basialis ist in den seitlichen Aufnahmen durch einen frontalwärts konvexen, zum Klivus parallelen Verlauf bis zum Dorsum sellae gekennzeichnet, um sich auf dieser Höhe, d. h. am

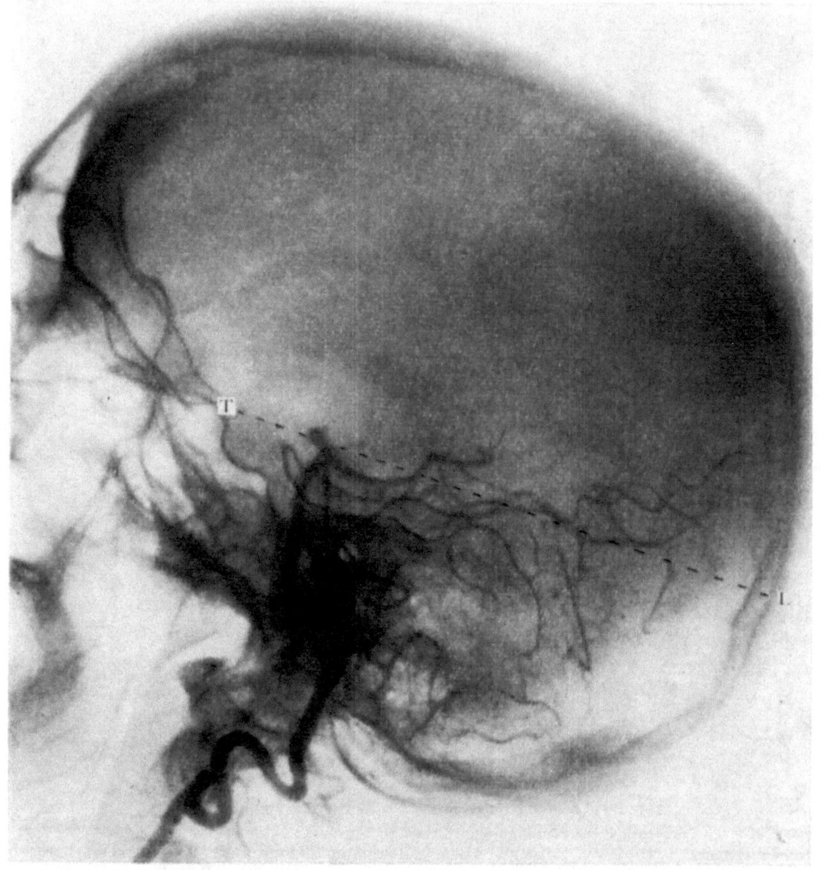

Abb. 3b. Normales Vertebralisangiogramm in arterieller Phase. T—L = die Linie zwischen Tuberculum sellae und Lambdanaht. Die A. cerebralis posterior verläuft normalerweise in dieser Linie.

oralen Ende der Brücke in die Aa. cerebrales posteriores zu teilen. Der Abstand zwischen dem Ende der A. basialis und dem Dorsum sellae schwankt zwischen 0,6 und 1,5 cm. In der a.-p.-Aufnahme kann die A. basialis einen geraden Verlauf, entlang der Brücke, oder aber einen wenig stark nach beiden Seiten ausgebuchteten Verlauf zeigen.

In der Monographie Krayenbühl-Yaşargil über die vaskulären Erkrankungen im Gebiete der A. vertebralis und basialis haben wir das Ergebnis der Gefäßstudien an 400 Gehirnen am Sektionstisch und an 250 Vertebralisangiogrammen ausführlich besprochen. Um eine Wiederholung zu vermeiden, sei hier lediglich

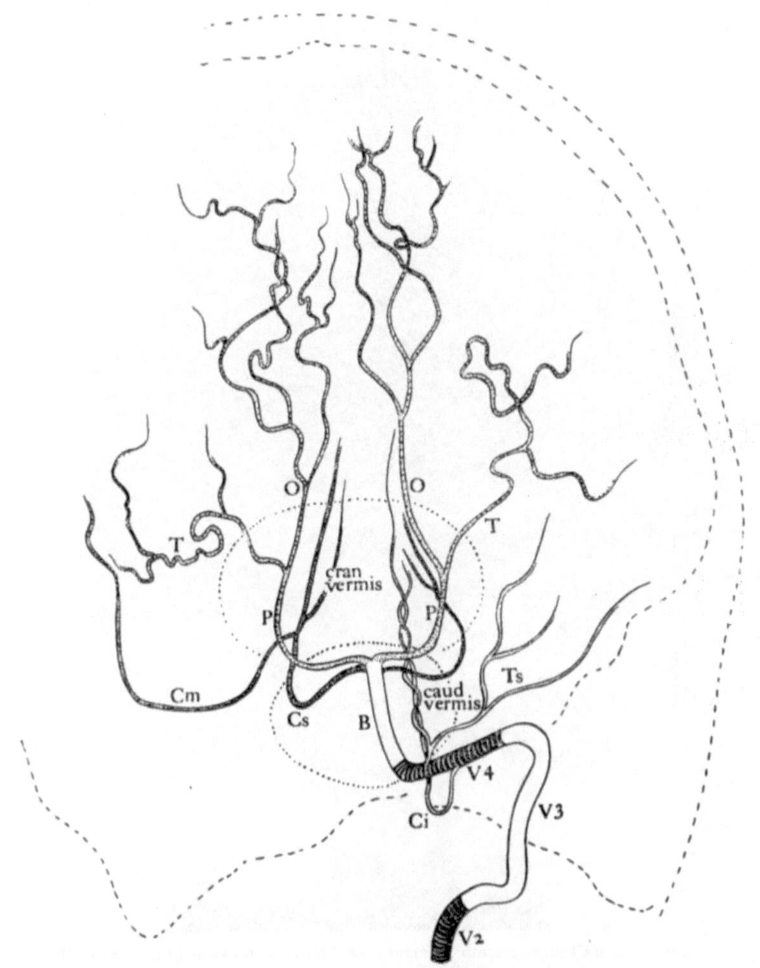

Abb. 4a. Schema eines normalen Vertebralisangiogramms.

V 2—V 4 = A. vertebralis in verschiedenen Abschnitten. V 2 = zwischen C 6 und C 2. V 3 = zwischen C 2 und C 1. V 4 = zwischen Atlas und unterem Klivusrand. Ci = A. cerebellaris inferior posterior. B = A. basialis. Cs = Aa. cerebellares superiores. P = Aa. cerebrales posteriores. T = A. temporalis. O = A. occipitalis interna. Caud. vermis = (ein Ast der A. cerebellaris inferior posterior). Cran. vermis = (ein Ast der A. cerebellaris superior). Ts = Aa. tonsillo-hemisphericae (Äste der A. cerebellaris inferior posterior). Cm = A. marginalis (ein Ast der A. cerebellaris sup.).

betont, daß die A. vertebralis, die A. basialis und ihre wichtigsten Äste in bezug auf Größe, Form und Verlauf zwar gewisse Variationen aufweisen, die jedoch ihrerseits wieder eine Gesetzmäßigkeit zeigen und nicht so häufig vorkommen. Wir konnten feststellen,

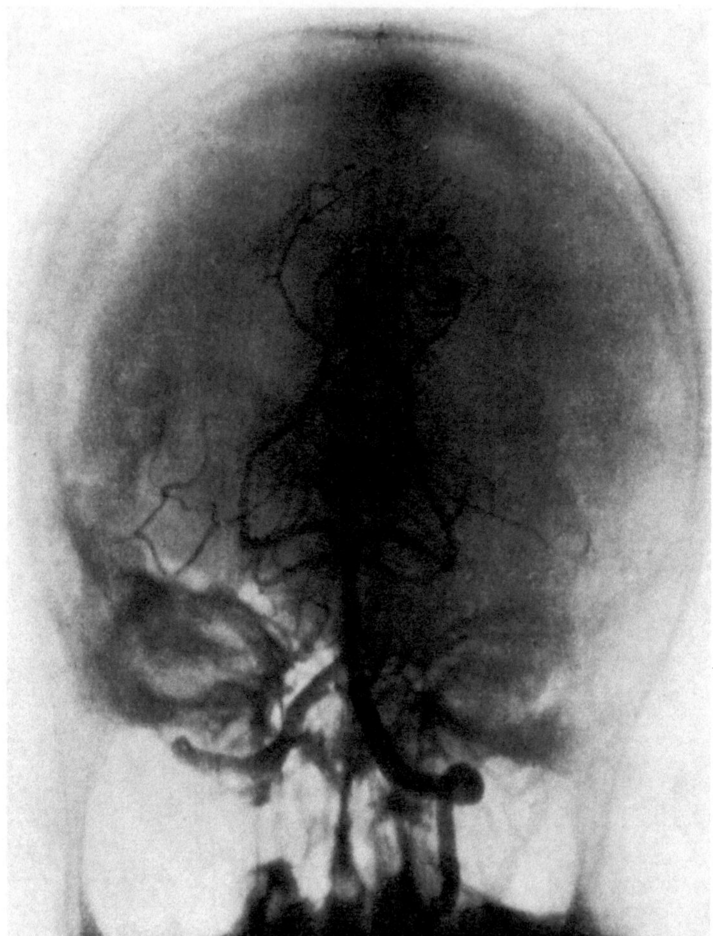

Abb. 4b. Normales Vertebralisangiogramm in arterieller Phase, a.-p.-Aufnahme. Darstellung der A. vertebralis auf der Gegenseite.

daß Zahl und Größe dieser Variationen denjenigen der A. carotis interna entsprechen. Zu ihrer Erkennung und ihrer Bezugnahme mit bestimmten Hirnanteilen bedarf es genauer anatomischer Kenntnisse und Erfahrung an Hand eines größeren Materials. Die folgenden Bilder und Schemata entsprechen den durchschnittlichen, häufig vorkommenden Gefäßverhältnissen dieses Gebietes.

Der Verlauf der A. cerebellaris inferior posterior oberhalb des Foramen occipitale magnum um die Kleinhirntonsillen verhält sich

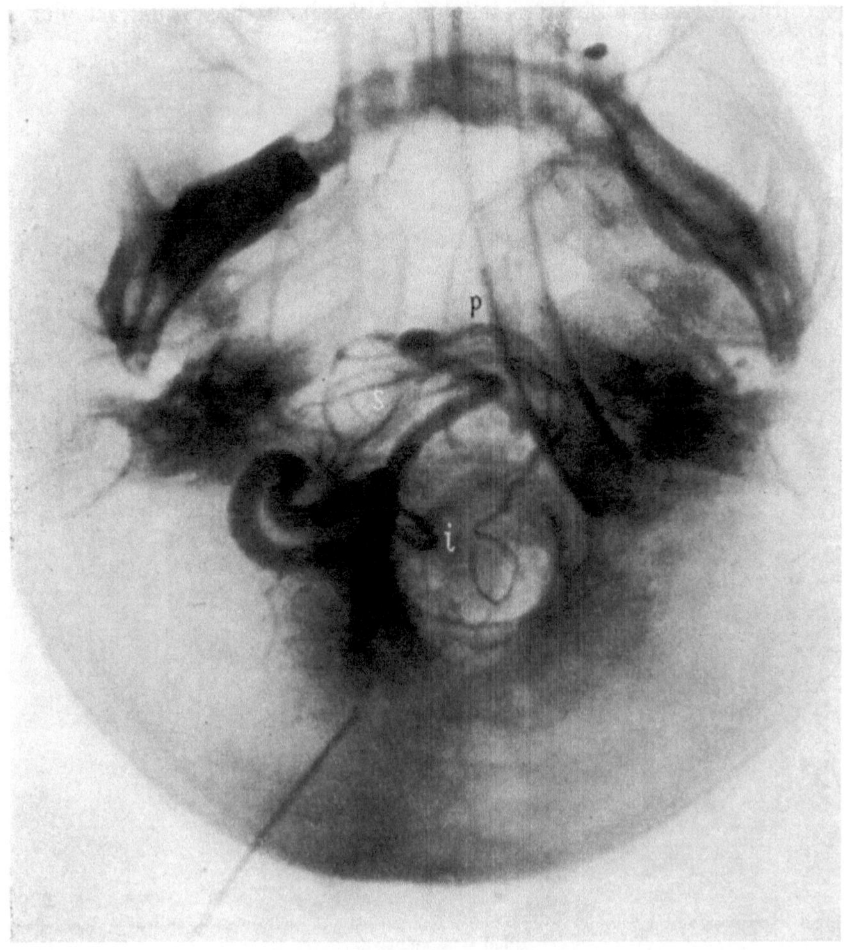

Abb. 5. Normales Vertebralisangiogramm in Rundström IV-Position. Normale Lage der paramedianen Äste der A. cerebellaris inferior posterior (i), A. cerebellaris superior (s) und A. cerebralis posterior (p).

im allgemeinen so wie auf dem Schema ersichtlich ist. In etwa 1% der Fälle kann diese Arterie, welche wegen ihrer medianen Lage von manchen Autoren mit der A. pericallosa verglichen wird, tiefe Schlingen unterhalb des Foramen occipitale bilden. In diesem Falle liegen aber die Schenkel der Schlinge eng beieinander und abnorm tief, zuweilen bis auf Höhe des dorsalen Epistropheus-Bogens hinunter.

Die A. cerebellaris media kommt sehr inkonstant vor. Die A. cerebellaris inferior anterior ist hingegen häufig zu sehen. Diese Arterie durchkreuzt auf der seitlichen Aufnahme die intrakraniellen

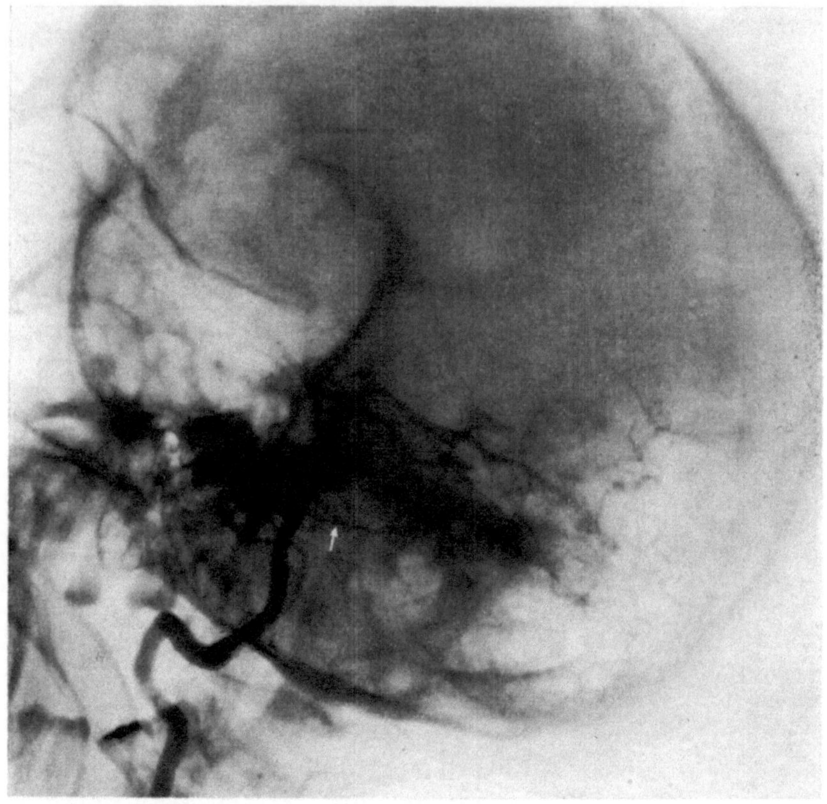

Abb. 6. Normales Vertebralisangiogramm in der arteriellen Phase (halbschräge seitliche Aufnahme). Pfeil = A. auditiva.

Schlingen der A. cerebellaris inferior posterior, so daß einzig die stereoskopische Betrachtung beide auseinanderhalten läßt.

Die Aa. paramedianae, welche zahlreich aus der A. basialis entspringen, sind sehr kaliberschwach und projizieren sich in die Strukturen des Felsenbeines und Mastoidzellen, so daß sie selbst bei stereoskopischer Betrachtung nicht sicher zu beurteilen sind.

Die Aa. cerebellares superiores und die Aa. cerebrales posteriores zeigen in ihrem Verlauf um die Hirnschenkel und in ihrem sub- und supratentoriellen Verlauf ebenfalls eine große Regelmäßigkeit. Die Aa. cerebrales posteriores liegen meistens in einer Linie, welche zwischen dem Tuberculum sellae und der Lambdanaht zu ziehen ist.

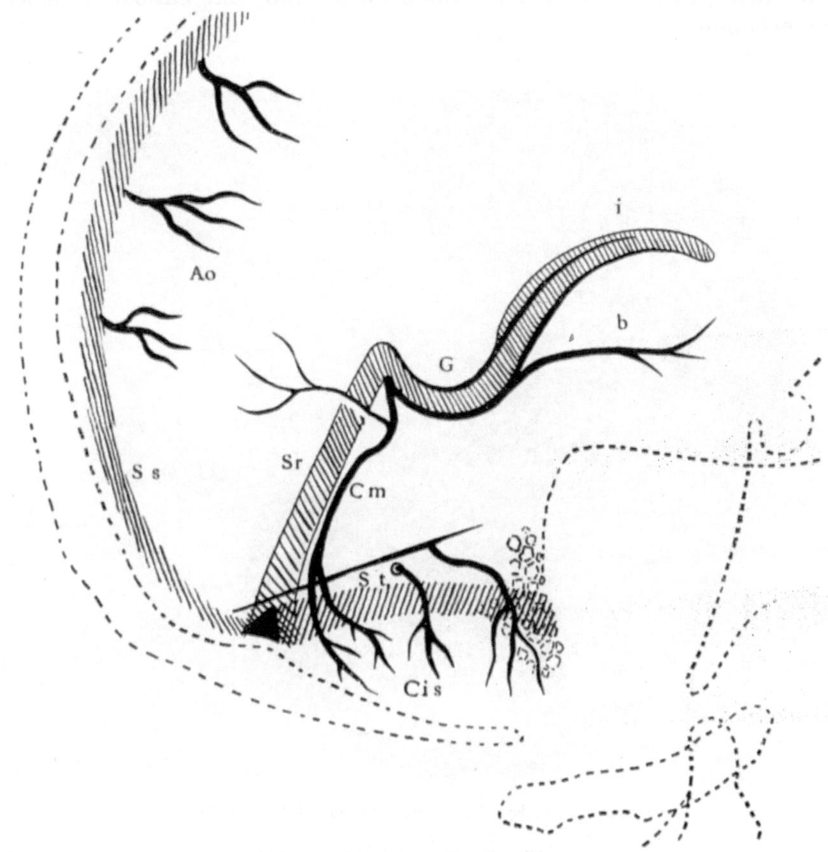

Abb. 7a. Schema der venösen Phase.

Ss = Sinus sagittalis superior, St = Sinus transversus, Sr = Sinus rectus, G = V. Galeni, i = V. cerebralis interna, b = V. basialis, Cm = Vv. medianae superiores (Vv. ascendentes cerebellares), Cis = Vv. laterales inferiores et superiores cerebellares, Ao = Vv. ascendentes occipitales.

Ober- und unterhalb dieser Linie entspringen die parietookzipitalen und temporookzipitalen Äste. Die letzteren treten lateralwärts stark nach unten aus, so daß sie sich in den subtentoriellen Raum projizieren und Kleinhirngefäße vortäuschen. Hier können die stereoskopischen Aufnahmen Klarheit schaffen. Regelmäßig entspringen aus der A. cerebralis posterior die Aa. chorioideae posteriores medialis und lateralis (Galloway-Greitz) mit einem okzipitalwärts konvexen, aber frontalwärts gerichteten Verlauf.

Häufig sind eine oder beide Aa. communicantes posteriores, bei Kindern und gelegentlich bei Erwachsenen sogar der Karotissiphon und die A. cerebralis anterior sowie verschieden starke und lange Aa. interpedunculares, Aa. thalamicae und Aa. callosi dorsales zu erkennen.

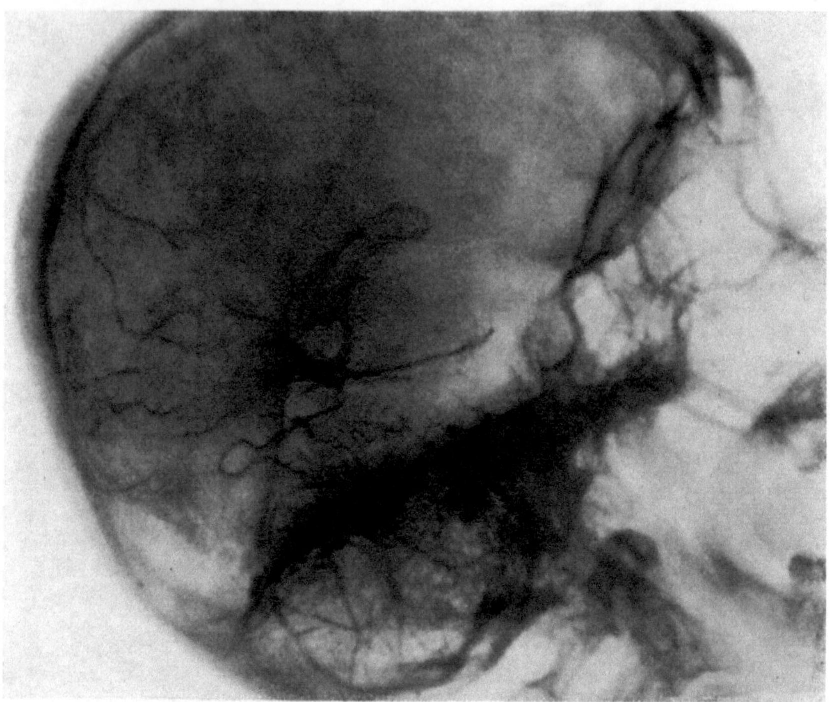

Abb. 7b. Normales Venogramm auf seitlicher Aufnahme.

In der venösen Phase sind die Vv. medianae superiores (Vv. ascendentes cerebellares), welche schräg von hinten unten nach vorne oben in die V. cerebralis magna und den Sinus rectus einmünden, regelmäßig zu sehen. Sie zeigen oft sehr schön die obere Begrenzung des Kleinhirns. Die Vv. laterales superiores und inferiores münden nach kurzem bogenförmigen Verlauf in den Sinus transversus und in den Sinus sigmoideus. Ihr Vorkommen und ihre Variationen sind nicht so häufig, wie man im allgemeinen annimmt. Auch kommt es regelmäßig zur Darstellung des Sinus sagittalis superior im okzipitalen Abschnitt mit aszendierenden okzipitalen Venen. Sehr schön erkennt man gewöhnlich die V. cerebralis interna, V. basialis, V. cerebralis magna zwischen der feinen kapillären Anfärbung des Plexus chorioideus. Der Verlauf der V. cerebralis interna und basialis ist häufig sehr regelmäßig, während die V. cerebralis magna

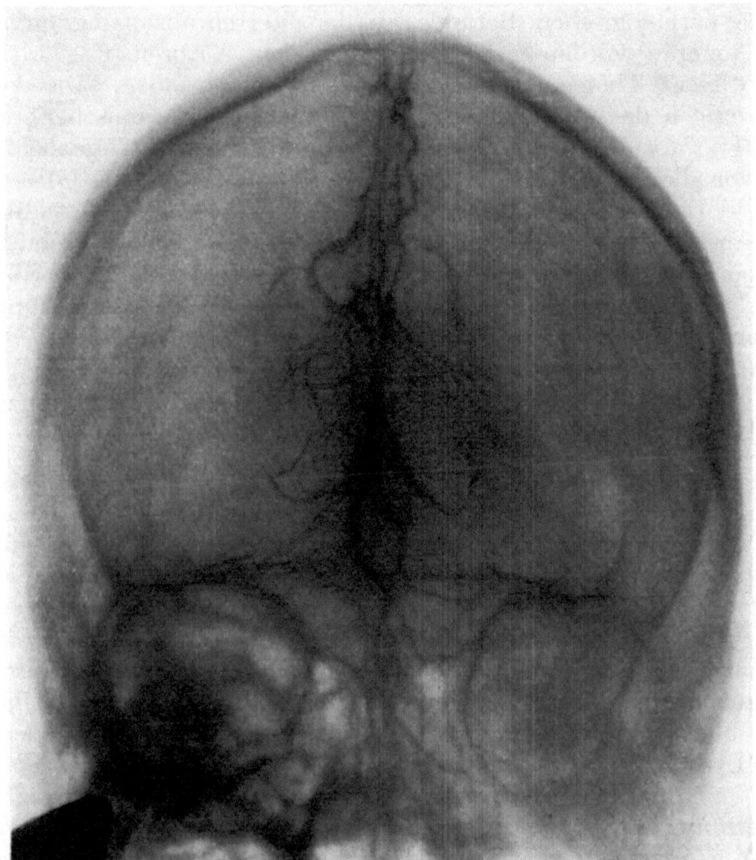

Abb. 7c. Normales Venogramm auf der a.-p.-Aufnahme.

(Galeni) unter dem Splenium corporis callosi recht individuelle Variationen in Form, Länge und Größe aufweist.

In der Spätphase des Venogramms sind auch regelmäßig der Sinus rectus, transversus, sigmoideus und der okzipitale Abschnitt des Sinus sagitallis superior, selten der hintere Abschnitt des Sinus sagittalis inferior zu erkennen.

Drittes Kapitel

Pathologische Befunde der Vertebralisangiogramme bei Tumoren

Allgemeine Gesichtspunkte

Die pathologischen Befunde an den Vertebralisangiogrammen bei Tumoren wurden bisher von zahlreichen Autoren, welche sich mit diesem Thema befassen, eingehend beschrieben. Die Veränderungen der Gefäße wurden an Hand von anatomischen Präparaten, postmortalen Angiographien und klinischen Untersuchungen vor allem von RADNER, HAUGE, DECKER, NIEMEYER-POMPEU, PLAUT, LINDGREN, SJÖGREN, COLUMELLA und RUGGIERO studiert. Die Ansichten dieser Autoren über die Bedeutung der Vertebralisangiographie für die Tumordiagnostik stimmen nicht immer überein. Nach Studium dieser Arbeiten und des eigenen Untersuchungsmaterials lassen sich folgende Richtlinien zusammenfassen:

1. Bedeutung der Vertebralisangiographie bei supratentoriellen Tumoren

Gemäß der Eigenart der Gefäßversorgung der verschiedenen Hirnabschnitte vaskularisieren die Aa. vertebrales, A. basialis und ihre Äste außer dem subtentoriellen Raum noch einen bedeutenden Teil des supratentoriellen Raumes. Aus diesem Grunde hat die Vertebralisangiographie nicht nur bei subtentoriellen raumfordernden Prozessen, wie im allgemeinen angenommen wird, sondern auch bei solchen des supratentoriellen Gebietes eine große diagnostische Bedeutung. Die Karotisangiographie ermöglicht uns einen Überblick über die Gefäßveränderungen in der Regel nur in den vorderen zwei Dritteln der Großhirnhemisphären, während die mesodienzephal und im hinteren Drittel der Großhirnhemisphären gelegenen Tumoren unerfaßt bleiben. Falls die A. cerebralis posterior nicht von der A. carotis interna ihren Ausgang nimmt, bedurfte es bisher noch einer ventrikulographischen Untersuchung, um die Tumoren dieses Gebietes genauer lokalisieren zu können. Die von SALTZMANN neuerdings empfohlene Karotisangiographie als Methode zur Darstellung der A. communicans posterior und A. cerebralis posterior durch Kompression der A. vertebralis in der Strecke zwischen der A. subclavia und dem Processus costotransversarius des 6. Halswirbels macht die zusätzliche Vertebralisangiographie überflüssig. Voraussetzung ist aber gutes Gelingen der Kompression der A. vertebralis.

Welche typische Befunde bietet uns die Vertebralisangiographie bei supratentoriellen Tumoren?

Bei einem supratentoriellen Tumor ist der intrakranielle Druck vor allem im supratentoriellen Gebiet gesteigert und der Druck-

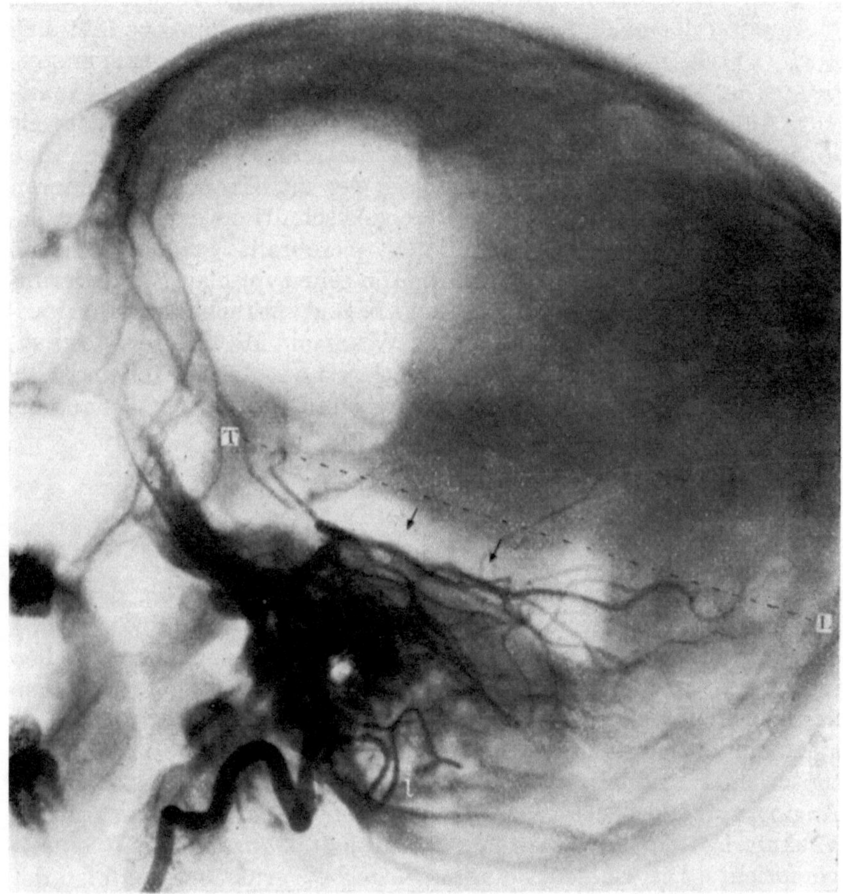

Abb. 8. Aquäduktstenose. Mächtiger Hydrocephalus internus. Verdrängung der Aa. cerebrales posteriores und der Aa. cerebellares superiores unterhalb T—L-Linie. Normale Lage der A. cerebellaris inferior posterior (i).

ausgleich erfolgt in Richtung Tentoriumöffnung, also kaudalwärts. Die unmittelbar über dem Tentorium liegenden medialen Abschnitte des Temporallappens werden in diesem Falle mehr oder weniger stark medio-kaudalwärts verdrängt (Herniation). Dadurch kommt es zu einer kaudalen Verlagerung der Aa. cerebrales posteriores und der Aa. cerebellares superiores in der seitlichen Röntgenaufnahme und einer medialen Verlagerung in den a.-p.-Aufnahmen, weil diese Arterien auf Höhe des Tentoriums von der A. basialis entspringen und um die Hirnschenkel okzipitalwärts verlaufen. Normalerweise liegt ihr Verlauf in einer Linie, welche zwischen Tuberculum sellae und Lambdanaht zu ziehen ist. Die Herniation der medialen Abschnitte des Temporallappens läßt sich auch durch die Karotisangiographie nachweisen (JEFFERSON-SHELDON, PIA) oder durch die Pneumoenzephalographie (AZAMBUJA-LINDGREN, SJÖGREN), jedoch eindeutiger ist ihr Nachweis in der Vertebralisangiographie. Die zentralen Venen, welche eine größere Beachtung in der Diagnostik der intrakraniellen Tumoren verdienen, werden in ihrem hinteren Abschnitt in der Vertebralisangiographie besser dargestellt (V. cerebralis magna, interna, V. basialis und okzipitale Venen). Die sehr typischen Veränderungen wurden von JOHANSON, LAINE und Mitarbeiter, BONNAL-LEGRÉ, RIEMENSCHNEIDER-ECKER, WOLF und Mitarbeiter, LORENZ, RICHTER, NETTLE und Mitarbeiter, LIN und Mitarbeiter und UMBACH in ihren Monographien und Arbeiten ausführlich behandelt, so daß wir auf diese Arbeiten hinweisen können.

2. Subtentorielle Tumoren

Die Kleinheit und spezielle knöcherne Begrenzung des subtentoriellen Raumes bieten einige Schwierigkeiten in der Auswertung der Angiogramme, weshalb gewisse Autoren die Bedeutung der Vertebralisangiographie in diesem Gebiet sogar in Frage stellen möchten. Auf dieses Problem werden wir weiter unten zu sprechen kommen. Von praktischer Bedeutung ist die Tatsache, daß meistens eindeutige neurologische Symptome bestehen, wenn die subtentoriellen Tumoren eine beachtliche Größe aufweisen, so daß eine Angiographie sich erübrigt oder aber nur in bezug auf Art, Lage, Vaskularisation und eventuelle Multiplizität zusätzliche Auskunft verspricht. Die kleinen Tumoren dagegen verursachen infolge der relativ geringen Massenverschiebung auch angiographisch nicht einwandfrei erkennbare Gefäßverlagerungen. Die typischen pathologischen Befunde lassen sich als direkte und indirekte Veränderungen in zwei Gruppen einteilen.

Als einzig sichere pathologische Veränderung hat die Darstellung von Tumorgefäßen eine angiographische Bedeutung.

Die Lageveränderungen der Arterien (A. basialis, A. cerebellaris inferior posterior und anterior, A. cerebellaris superior und kleineren Vermisarterien) und der subtentoriellen Venen, welche durch den

Druck des Tumors auf die unmittelbar benachbarten Gefäße entstehen, können nicht immer als sichere, direkte Anzeichen bezeichnet werden, weil sie indirekt auch als Fernwirkung infolge des gesteigerten Hirndruckes, wenn auch nicht so deutlich, hervorgerufen werden können.

Bei subtentoriellen expansiven Prozessen kann sich die Gefäßverdrängung kranialwärts durch die Tentoriumöffnung und kaudal-

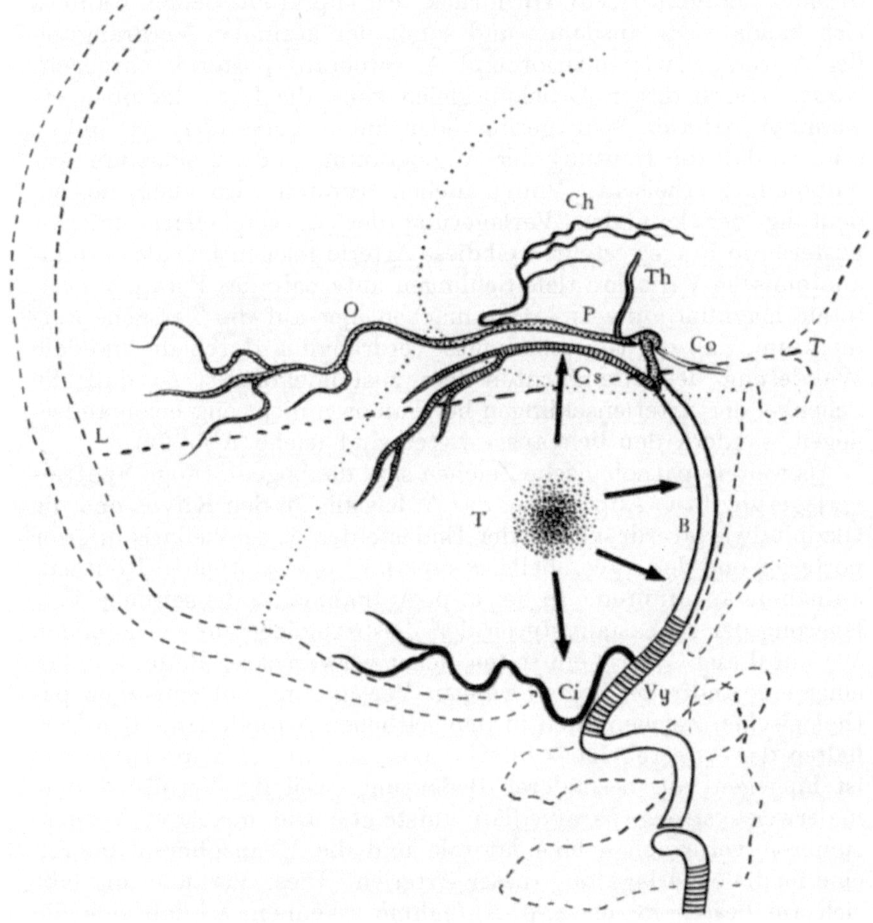

Abb. 9. Schema zur Illustration der Druckausweitung eines subtentoriellen Tumors.

T—L = Linie zwischen Tuberculum sellae und Lambdanaht, Vy = A. vertebralis, Ci = A. cerebellaris inferior posterior schüsselförmig ins Foramen occipitale magnum eintretend, kraniale Schlinge gegen die Occipitalschuppe angepreßt, B = A. basialis, eng am Klivus anliegend, verstärkt gekrümmt, Cs = Aa. cerebellares superiores und P = Aa. cerebrales posteriores kranialwärts in der Tentoriumöffnung oberhalb TL-Linie verdrängt, Co = A. communicans posterior, Th = Aa. thalamicae, O = A. occipitalis interna, Ch = Aa. chorioideae posteriores, T = Tumor.

wärts durch das Foramen occipitale magnum auswirken. Dementsprechend sieht man eine kraniale Verlagerung der A. cerebellaris superior und A. cerebralis posterior und eine kaudale Verlagerung der A. cerebellaris inferior posterior.

Der kranialen Verlagerung ist aber durch die feste, kaum verschiebbare Lage des Tentoriumzeltes eine Grenze gesetzt. Die subtentoriellen Tumoren verlegen aber sehr bald den Aquädukt und bedingen deshalb einen Hydrocephalus internus occlusivus, so daß diesmal der gesteigerte Hirndruck des supratentoriellen Raumes sich kaudalwärts ausdehnt und somit der kranialen Verdrängung der A. cerebellaris superior und A. cerebralis posterior entgegenwirkt. Durch diesen Druckausgleich kann die Lage der oben erwähnten Arterien sehr gering oder kaum bemerkbar verändert sein, so daß die Deutung der Angiogramme andere, sicherere Anhaltspunkte erheischt. Von manchen Autoren wird auch die Bedeutung der kaudalen Verlagerung der A. cerebellaris inferior posterior in Frage gestellt, weil diese Arterie gelegentlich als normalanatomische Variation tiefe Schlingen unterhalb des Foramen occipitale magnum aufweist. Wir machen hier auf die Tatsache aufmerksam, daß die tumorbedingte Verdrängung durch die kaudale Wanderung der Kleinhirntonsillen zustandekommt, so daß die Schenkel der Arterienschlingen bei Tumoren nicht eng beieinanderliegen, sondern deutlich ausgeweitet sind (siehe Abb. 32).

Als weitere pathologische Zeichen sind die bogenförmige Ventralverlagerung bzw. Anpressung der A. basialis an den Klivus und die Okzipitalwärtsverdrängung der Endäste der A. cerebellaris inferior posterior und der A. cerebellaris superior in der seitlichen Röntgenaufnahme anzuführen. In der a.-p.-Aufnahme ist die seitliche Verlagerung der A. basialis durch den diesbezüglich sehr variierenden Verlauf dieser Arterie ein selten sicher verwertbarer Befund, außer einer einwandfreien bogenförmigen Verlagerung mit sonstigen pathologischen Zeichen auch in den seitlichen Aufnahmen. Das Verhalten der A. cerebellaris inferior posterior in der a.-p.-Aufnahme ist hingegen von besonderer Bedeutung, weil ihr Vermisast normalerweise streng paramedian aufsteigt. Die ~~medialen~~ Vermistumoren verursachen eine laterale und die Hemisphärentumoren eine mediale Verlagerung dieser Arterien. Diese Veränderung läßt sich am besten in der a.-p.-Aufnahme erkennen, so daß sich die speziellen Aufnahmen wie Rundström IV-Lage erübrigen.

Die Kleinhirnvenen haben normalerweise einen okzipitalwärts konvexen Verlauf, so daß ihre eventuelle Verlagerung erst bei sehr großen Tumoren einwandfrei als pathologischer Befund erkannt werden kann. Die als pathologische Befunde angeführten Zeichen, wie schlechtere Darstellung der V. cerebralis magna infolge der Drosselung der Blutzirkulation durch den kaudokranialen Druck und Veränderungen der Winkelverhältnisse zwischen der V. cerebralis interna und V. basialis sind unserer Ansicht nach recht unsichere Befunde, welche sehr genaue Kenntnisse der Normalvariationen voraussetzen, und im Grenzfall dennoch keine entscheidende Bedeutung haben können. Die V. cerebralis magna ist

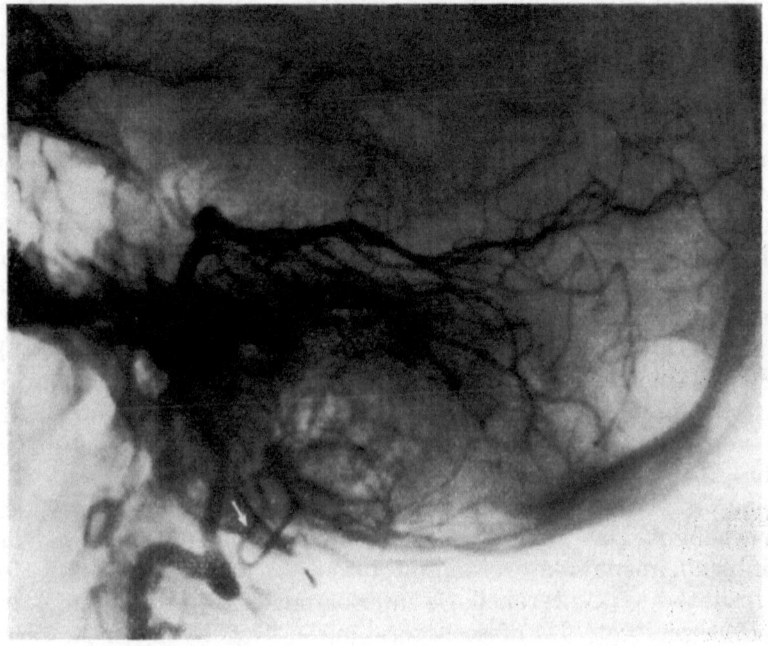

Abb. 10. Gesteigerter Hirndruck mit Papillenödem. Auf dem Vertebralisangiogramm erkennt man kaudal verlagerte A. cerebellaris inferior posterior, gespannte Äste derselben Arterie, normale Lage der A. cerebellaris superior und der A. cerebralis posterior. Zweimalige Exploration mit negativem Befund hinsichtlich eines Tumors. Dekompression. Verschwinden der zerebellären Symptome und der Hirndruckzeichen. Seit 3 Jahren voll arbeitsfähige Patientin.

in ihrer Lage zwischen Tentorium und Falx einerseits und Splenium corporis callosi andererseits sehr gut geschützt, so daß erst eine beträchtliche Druckwirkung zu ihrer Verlagerung führen kann. Die subtentoriellen Venen sind hingegen genauer zu studieren, weil sie nicht einen sehr unregelmäßigen Verlauf und Variationen zeigen, wie im allgemeinen angenommen wird. Diesbezüglich verweisen wir auf die Arbeit von Gvozdanović.

Eine Besonderheit der subtentoriellen Tumoren liegt darin, daß ihre Prädilektionsstellen, je nach der Tumorart, die Einteilung des an und für sich kleinen subtentoriellen Raumes nochmals in zwei Abschnitte notwendig machen: Die Tumoren der Brücke und des Kleinhirnbrückenwinkels nehmen das vordere und die intrazerebellären Tumoren die hinteren zwei Drittel dieses Raumes ein.

α) Kleinhirnbrückenwinkeltumoren

Die angiographische Beurteilung der Tumoren im vorderen Drittel wird durch die Überlagerung der Knochenstrukturen des Felsenbeines, des Klivus in den seitlichen Aufnahmen, des Oberkiefers, des Keilbeines und der Nasenmuschel in der ap.-Aufnahme besonders erschwert. Dieser Nachteil wird aber zum Teil durch den Gefäßreichtum der Kleinhirnbrückenwinkeltumoren (Neurinome, Meningeome und Glomustumoren) ausgeglichen. Bei Neurinomen und Meningeomen präsentieren sich die zahlreichen kapillären Gefäße als eine frontalwärts offene, halbe Ellipse, welche sich in der seitlichen Aufnahme auf die Strukturen des Felsenbeines projiziert. Ist dieser Befund nicht einwandfrei, bedarf es sehr vorsichtiger Deutung einer solchen Tumoranfärbung, weil die Mastoidzellen ähnliche ellipsoide Halbringe vortäuschen. In diesem Falle können die stereoskopischen und halbschrägen Aufnahmen die Sachlage abklären. Auch die Subtraktionstechnik von Ziedses des Plantes stellt eine sehr wertvolle Methode dar, indem die Gefäße sich von den abgeschwächten Knochenstrukturen schön abheben (siehe Abb. 28 und 33).

Eine bisher wenig beachtete Tatsache möchten wir hier besonders hervorheben. Die Tumoren des Kleinhirnbrückenwirbels und der Kleinhirnhemisphären werden in ihrem kaudalen Abschnitt von der ipsilateralen A. cerebellaris inferior posterior resp. ihren Ästen mit Blut versorgt. Da diese Arterie in der Regel von der A. vertebralis ihren Ursprung nimmt, müßte die Vertebralisangiographie auf der Tumorseite gemacht werden. Der Nachteil der Kathetermethoden zeigt sich besonders bei diesem Problem, weil sie nur einseitig ausgeführt werden können. Bei Kleinhirnbrückenwinkeltumoren ergibt sich die Seitenlokalisation mit großer Sicherheit aus den neurologischen Befunden. Sind diese Symptome bei einem Hemisphärentumor hinsichtlich der Seitenlokalisation nicht sicher, dann empfiehlt sich die beidseitige Vertebralisangiographie, falls auf einer Seite die Befunde nicht einwandfrei pathologisch sind. Bei einem rechtsseitigen Akustikusneurinom sollte jedoch eine rechtsseitige Vertebralisangiographie gemacht werden. Als pathologische Gefäßzeichen sind ferner bei Kleinhirnbrückenwinkeltumoren die Verlagerung der A. cerebellaris superior auf der Tumorseite in den seitlichen Röntgenaufnahmen, die Verdrängung der

A. basialis und einige pathologische Gefäße um den Meatus acusticus internus in der a.-p.-Aufnahme zu erwähnen. Die Klivustumoren (vor allem Chordome und Meningeome) verursachen eine dorsale und seitliche Verlagerung der A. basialis, welche über die Normalvariationen hinausgeht. Da die Chordome und Meningeome in den gewöhnlichen Röntgenaufnahmen gelegentlich Kalkschatten aufweisen, kann dieser Befund zusammen mit dem Gefäßreichtum der Meningeome im Angiogramm einen artdiagnostischen Hinweis bieten.

β) Ponstumoren

Die Ponstumoren sind meistens durch Gefäßarmut gekennzeichnet, mit Ausnahme der kleinen Angiome. Die Verdrängung der sehr feinen Ponsarterien läßt sich von den übrigen Knochenstrukturen nicht unterscheiden. Die Verdrängung der A. basialis ist auch nicht beträchtlich. Bei der Sektion sahen wir sogar Ponstumoren, welche die normal gelagerte A. basialis ummauert hatten.

γ) Intrazerebelläre Tumoren

Von den verschiedenen Tumorarten des Kleinhirns zeichnen sich die Angiome, manche metastatische Tumoren und sehr selten Gliome durch Gefäßreichtum aus, während die Medulloblastome, Astrozytome und Ependymome höchst selten pathologische Gefäße aufweisen. Bei den gefäßarmen Tumoren wird der Verlauf der A. cerebellaris inferior posterior, der A. cerebellaris superior und der Aa. vermis cranialis und caudalis zu beachten sein.

Infolge ihrer medianen Lage können die Vermistumoren bei einseitiger Angiographie (gleich welcher Seite) erfaßt werden, indem die Vermisarterien stark bogenförmig gespannt und um einen gefäßarmen oder gefäßlosen Bezirk verlaufen.

Bei den Kleinhirnhemisphärentumoren sollte hingegen die Angiographie aus den oben erläuterten Gründen zuerst auf der vermuteten Tumorseite und beim Fehlen von eindeutigen pathologischen Befunden auf der Gegenseite gemacht werden. Die Operationserfahrungen lehren auch, daß die Kleinhirntonsillen meistens auf der Tumorseite tiefer eintreten, so daß die einwandfreie Verlagerung der A. cerebellaris inferior posterior auf dieser Seite zu erwarten ist. RUGGIERO zeigte an Hand eines Falles sehr schön, daß die Tumoranfärbung durch die Angiographie auf der Tumorseite zur Darstellung kam, während die Angiographie auf der Gegenseite eine solche Anfärbung nicht aufwies.

Die Angiome haben drei verschiedene Befunde auf den Angiogrammen:

kleiner Gefäßknoten in einem gefäßarmen Bezirk, um welchen die Kleinhirnarterien mehr oder weniger stark verlagert sind;

sehr feine Kapselgefäße, welche ringförmig in der kapillaren und venösen Phase sichtbar werden;

stark vaskularisierte Angiome, welche sich schwer von einem arteriovenösen Aneurysma oder Glomustumor unterscheiden lassen.

Die Metastasen sind zuweilen, selbst wenn sie sehr klein sind, durch ihren Gefäßreichtum leichter zu erkennen. Dies ist vor allem bei Hypernephromen und Karzinomen, bronchialen und thyreoidalen Ursprungs, der Fall. Gelegentlich fehlt aber jegliche Tumoranfärbung, so daß nur aus einer eventuellen Verlagerung der Gefäße bei einem Bronchial-Karzinom-Befund auf der Thoraxaufnahme auf Metastasen geschlossen werden kann. RUGGIERO sah bei einem Fall multiple Metastasen im Vertebralisangiogramm, welche einwandfrei angefärbt waren. Bei Abszessen konnten wir einmal okzipital, einmal intrazerebellär feine netzförmige Kapselgefäße in der kapillären und venösen Phase des Angiogramms feststellen.

3. Tumoren des intraspinalen zervikalen Raumes

Die gefäßreichen intraspinalen zervikalen Tumoren sowie die Neurinome der Halsnerven lassen sich ebenfalls durch die Vertebralisangiographie darstellen, weil die A. spinalis anterior und posterior von den Aa. vertebrales entspringen und zahlreiche kleine Äste der Aa. vertebrales mit diesen Arterien entlang den Nervenwurzeln anastomosieren. Selbst eine Verlagerung der A. vertebralis in ihrem Verlauf im Bereiche der Halswirbelsäule z. B. durch ein Neurinom kann einen sehr wertvollen Befund darstellen. Die Kathetermethode hat hier gegenüber der Punktion der A. vertebralis einen bedeutenden Vorteil, indem sie die A. vertebralis und ihre Muskel- und spinalen Äste in ganzer Länge der Arterie erfaßt (PYGOTT-HUTTON, HÖÖK-LIDVALL).

4. Irreführende Befunde

Durch Überlagerung der A. cerebellaris inferior posterior und anterior sowie der A. cerebellaris superior und ihrer Äste, vor allem in der präkapillären Phase des Angiogramms, können Bilder zustandekommen, welche eine pathologische Anfärbung vortäuschen. Beim Fehlen jeglicher Verdrängungszeichen der Kleinhirngefäße sind solche Befunde nicht verwertbar. Im Zweifelsfalle empfiehlt sich eine luftenzephalographische Darstellung des IV. Ventrikels.

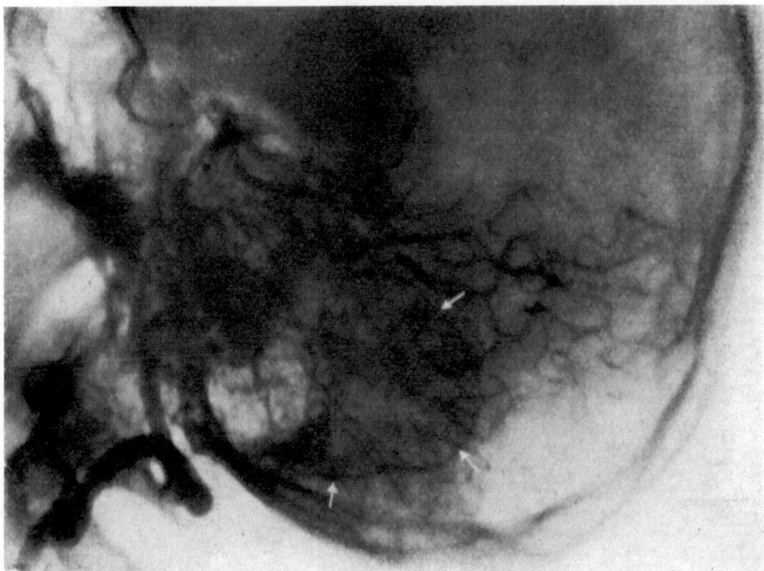

Abb. 11. Klinisch Marfansche Krankheit und subarachnoidale Blutung unklarer Genese. Im Vertebralisangiogramm täuschen die anastomosierenden Äste der A. cerebellaris inferior posterior und der A. cerebellaris superior die Randgefäße eines Tumors vor (Pfeil). Beachtenswert ist die Tatsache, daß eine Verlagerung der Kleinhirnarterien sowie der A. cerebralis posterior nicht festzustellen ist.

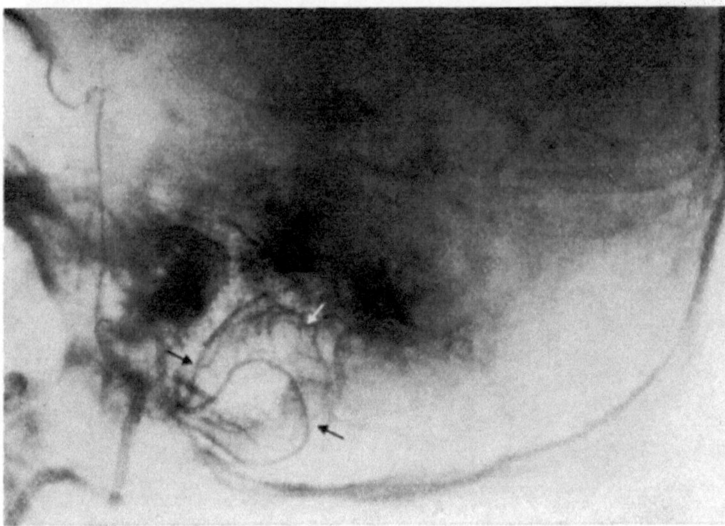

Abb. 12. Normales Vertebralisangiogramm. Der Verlauf der Endäste der A. cerebellaris inferior posterior könnte hier einen rundlichen Tumor vortäuschen (Pfeil).

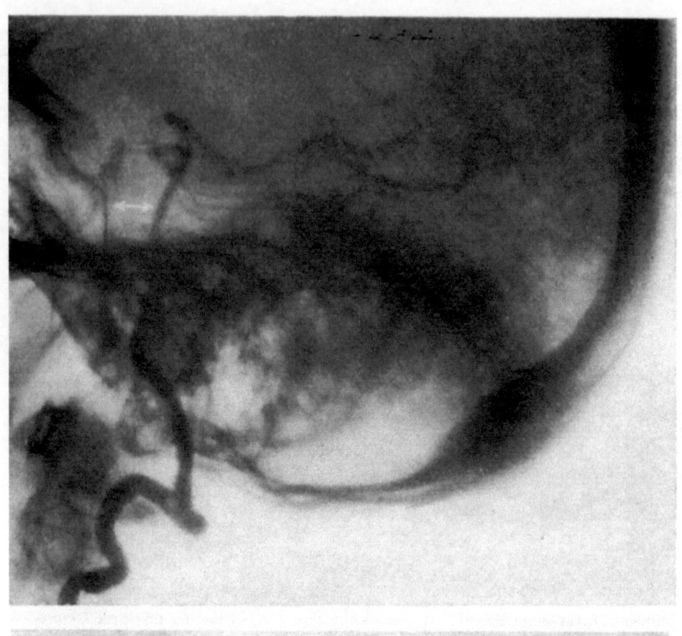

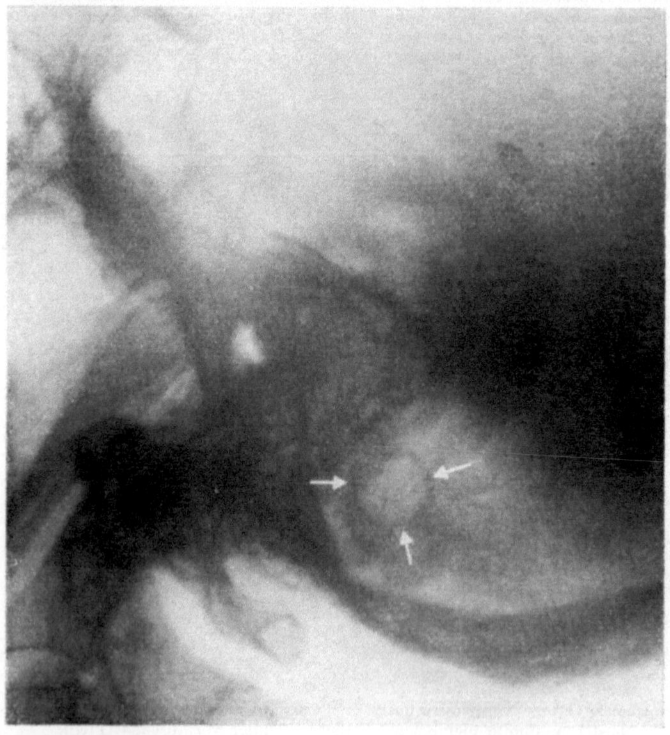

Eine weitere Irrtumsquelle liegt in der Unkenntnis der normalanatomischen Variationen der subtentoriellen Gefäße. Die irreführenden Befunde lassen sich am besten an Hand der Angiogramme demonstrieren (siehe Abb. 11, 12, 13, 14).

5. Arbeiten über die Vertebralisangiographie bei der Tumordiagnostik in der bisherigen einschlägigen Literatur

Moniz-Alves (1933) sahen unter fünf Vertebralisangiogrammen in einem Fall einen Kleinhirntumor, welcher sich durch die Anhebung der Aa. cerebrales posteriores und Aa. cerebellares superiores erkenntlich machte. Sugar- Holden-Powell (1949) teilten in ihrer Arbeit einen Fall von multiplen Karzinom-Metastasen mit, während es sich bei anderen Fällen um Aneurysmen und arteriovenöse Aneurysmen handelte. Wittkowski (1950) gelang es, ein im linken Kleinhirnbrückenwinkel gelegenes Meningeom angiographisch darzustellen. Lindgren (1950) erwähnte in seiner Mitteilung 60 Fälle von Vertebralisangiographien und besprach die pathologischen Befunde summarisch. Die angiographischen Befunde bei je einem Akustikusneurinom und Kleinhirnangiom wurden abgebildet. In dieser Arbeit und im Handbuch der Neurochirurgie (1954) kam Lindgren zum Schluß, daß die supratentoriellen Tumoren sowohl durch die Angiographie als auch durch die Pneumographie nicht nur aufgedeckt, sondern auch zufriedenstellend lokalisiert werden, während dies bei subtentoriellen Tumoren nicht der Fall sei. Selbst wenn die angiographische Lokalisation eines Tumors in der hinteren Schädelgrube jetzt beträchtlich sicherer erfolge als vor ein paar Jahren, so sei sie doch nicht so exakt wie die pneumographische. Dies komme im wesentlichen sowohl von der mangelhaften Kenntnis der anatomischen Variationen des Verlaufes der Gefäße als auch von der in vielen Beziehungen ungünstigeren Lage der verschiedenen Gefäßstämme und ihrer wichtigen Äste her. In vielen Fällen sei es schwierig oder gar unmöglich, durch eine Angiographie zu entscheiden, ob überhaupt ein expansiver Prozeß vorliege, und eine exakte Lokalisation sei unmöglich. In anderen Fällen könne man den Prozeß lokalisieren, aber in der Regel nicht so exakt wie mit der Pneumographie. Zu entscheiden, ob ein Tumor im Pons oder

Links oben Abb. 13. Normales Vertebralisangiogramm. Großer Abstand der A. basialis vom Klivus infolge großer basaler Zisternen. Der Verlauf der A. basialis ist aber geradlinig, während die Arterie bei basalen Tumoren nach hinten bogenförmig oder abgewinkelt verdrängt wird.

Links unten Abb. 14. Schädelleeraufnahme: Kreisrunde Begrenzung einer Mastoidzelle. Die Überlagerung eines solchen normalen Befundes auf ein Vertebralisangiogramm könnte einen Tumor vortäuschen.

im Vermis gelegen sei, sei z. B. keineswegs immer möglich. Eine Aufwärtsverschiebung der A. cerebellaris superior könne durch einen extrazerebellären Tumor (im Brückenwinkel) wie auch durch einen Hemisphärentumor veranlaßt sein. Im Handbuch der Neurologie sind sehr schöne Vertebralisangiogramme bei je einem Klivus-, Tentorium-Meningeom, Trigeminusneurinom, Chordom, Cholesteatom, Medulloblastom, abgebildet. SUTTON-HOARE (1951) erzielten bei 80 Fällen 48mal eine gute Angiographie. Sie veröffentlichten die pathologischen Bilder von je einem Chordom, Akustikusneurinom, Nasopharyngeal-Karzinom und okzipital gelegenen Meningeom. UMBACH (1951) beschrieb bei zwei Akustikusneurinomen eine Verlagerung der A. basialis nach hinten, der A. cerebralis posterior nach oben und ein Gefäßnetz im Gebiete der A. cerebellaris superior, ferner Randgefäße im Phlebogramm. 1954 veröffentlichte der gleiche Autor einen schönen angiographischen Befund bei einem Angioblastom.

DECKER (1951) beschrieb die Befunde bei 2 Stammganglientumoren, 2 Aquäduktstenosen, 4 Kleinhirnastrozytomen, 2 Angiomen, 1 Medulloblastom, 1 Tuberkulom, 1 Papillom und 4 Ponstumoren. Pathologische Gefäße sah er bei Angiomen, Akustikusneurinomen und metastatischen Tumoren. In seiner Arbeit von 1953 erwähnt DECKER, daß er inzwischen 150 Vertebralisangiogramme durchgeführt habe. In dieser Arbeit fehlen aber detaillierte Angaben über die Zahl der Tumorarten. DECKER legt großen Wert auf die Verlagerung der A. cerebralis posterior von unten nach oben, infolge der kranialwärts erfolgenden Ausdehnung des gesteigerten subtentoriellen Druckes. Diese Arbeit enthält schöne Abbildungen von je einem Akustikusneurinom, Ependymom, Astrozytom und okzipitalen Gliom.

In der 1955 veröffentlichten Arbeit konnte DECKER bereits 360 Fälle von Vertebralisangiographien überblicken. Es handelte sich um 169 histologisch verifizierte Tumoren, wovon 64 supra- und 105 subtentoriell gelegen waren. Bei 13 subtentoriellen metastatischen Tumoren sah er nur in einem Fall eine sichere Tumoranfärbung, während die okzipitalen Metastasen alle gut erkennbar waren. Pathologische Gefäße zeigte unter 20 Akustikusneurinomen und 5 Meningeomen je ein Fall. 9 Angioblastome wiesen eine knotenförmige Vaskularisation auf. Auch ein Glioblastom war stark vaskularisiert. Von 18 Stammganglientumoren zeigten 6 eine pathologische Anfärbung, wobei es sich bei 2 Fällen um *Ganglioneurinome* der Vierhügelplatte handelte. Unter 44 Kleinhirntumoren waren knapp ein Viertel der Fälle Angiome, 17 Astrozytome und 7 Medulloblastome. Von 24 zuletzt erwähnten Tumoren hatten ein Drittel deutliche, zwei Drittel keine Gefäßverlagerung. 20 Ponstumoren und 13 Aquäduktstenosen zeigten selten eine Veränderung im Gefäßbild.

Die erste umfangreiche Monographie über die Vertebralisangiographie veröffentlichte 1951 RADNER, der durch seine Kathetermethode über die freigelegte A. radialis außerordentlich schöne Vertebralisangiogramme bei 221 Patienten 233mal erzielen konnte, während bei 6 Fällen eine ungenügende Füllung des Gefäßsystems zustande kam. Bei seinen Fällen handelte es sich um folgendes Material: 15 subarachnoidale Blutungen, wobei zweimal ein sackförmiges Aneurysma zur Darstellung kam. Bei weiteren 4 Fällen lag eine Arteriosklerose der A. basialis vor. 8 Patienten hatten eine Aquäduktstenose nicht blastomatöser Genese. 34 Patienten hatten supratentorielle Tumoren; von 11 zentral gelegenen Tumoren zeigten 8 pathologische Veränderung der Gefäße, wobei 2 Fälle als Gliome verifiziert werden konnten. Bei keinem Fall war eine Verlagerung der V. Galeni zu sehen. Von 8 Tumoren der Pinealisgegend wiesen 3 Pinealisgliome pathologische Gefäße auf. Auch 8 okzipitotemporale Tumoren (Gliome, Astrozytome, Meningeome) ließen sich durch pathologische Anfärbung einwandfrei erkennen. Bei weiteren 15 Patienten handelte es sich um frontal und frontoparietal gelegene Tumoren, wobei die Vertebralisangiographie 6mal einen pathologischen Befund im Sinne eines Hydrocephalus internus occlusivus, 2mal einen verdächtigen und 7mal einen normalen Befund ergab. 64 Patienten hatten subtentorielle Tumoren; 4 Astrozytome und 4 Medulloblastome zeigten lediglich eine Gefäßverlagerung. Bei 5 Angioblastomen war 4mal ein Gefäßknoten sichtbar. Von 10 Akustikusneurinomen zeigten 2 Fälle pathologische Gefäße, 2 Fälle eine Verlagerung der A. basialis, 5 Fälle eine Streckung der Arterien im Sinne eines Hydrocephalus internus. Bei 4 Meningeomen waren 2mal eine Verlagerung der A. basialis und 1mal pathologische Gefäße zu erkennen. 2 Karzinommetastasen, 2 Ependymome, 3 nicht verifizierte Tumoren und ein gigantozellulärer Tumor der Okzipitalschuppe zeigten hingegen normale Verhältnisse. Bei 2 Ponstumoren war die A. basialis nur in einem Fall verlagert. Diese Verlagerung war bei einem Chordom sehr eindrücklich. RADNER konnte schließlich bei 2 Kleinhirnabszessen sehr schön die Gefäßverlagerung angiographisch darstellen.

TIWISINA (1952) gab bekannt, daß er 401 arterielle, 235 venöse Phasen von Vertebralisangiogrammen besitze, wovon 38 postmortal angefertigt wurden. Eine detaillierte Angabe über die einzelnen Tumorarten ist in dieser Arbeit nicht angegeben. Lediglich werden Beispiele von einem angefärbten Tumor im 3. Ventrikel, Thalamusgliom, 1 Meningeom und einem nicht angefärbten Akustikusneurinom, 2 Medulloblastomen, einem Fall von Kleinhirnapoplexie und einem Fall von traumatischer Liquorzyste gegeben. Obwohl die Angiographien bei Medulloblastomfällen postmortal gemacht wurden, war keine Tumorfärbung zu sehen. TIWISINA beschließt seine Arbeit mit der Ansicht, daß die Vertebralisangiographie diagnostisch weit mehr leiste als die Ventrikulographie und könne der Karotisangiographie ebenbürtig an die Seite gestellt werden. Einen wesentlichen Vorteil gegenüber der Ventrikulographie erblickt er darin, daß Hirndruck und Hirnödem bei vorsichtiger Handhabung der Kontrastmittelinjektion in die A. vertebralis nicht ungünstig beeinflußt werden.

SJÖGREN (1953) erwähnt in seiner Mitteilung 150 Fälle von Vertebralisangiographien. Bei 38 Fällen habe es sich um verifizierte Tumoren gehandelt, wobei 37mal angiographisch ein pathologischer Befund erhoben werden konnte. Bei 7 Angioblastomen sah er 5mal Tumorgefäße, wobei ein Fall multiple Angiome zeigte. Als pathologischen Befund möchte SJÖGREN einzig die kaudale Verlagerung der A. cerebellaris inferior posterior in den seitlichen Aufnahmen und die laterale Verlagerung in der a.-p.-Aufnahme gelten lassen. Die A. cerebellaris superior und Aa. cerebrales posteriores würden sich in den seitlichen Aufnahmen überschneiden. Auch die Überlagerung der Knochenstrukturen der Felsenbeine wirke sich sehr nachteilig aus. Deshalb findet SJÖGREN die Vertebralisangiographie nicht exakter als die Luftenzephalographie, während die letztere Methode außerdem zuverlässiger sei.

OLLSON teilte 1953 mit, daß er durch die Kathetermethode 240 Vertebralisangiographien erfolgreich durchführen konnte. Er bespricht die angiographische Diagnostik bei Angiomen (von 7 Fällen war 6mal die richtige Diagnose möglich gewesen) und Akustikusneurinomen (14 Fälle, wobei die A. basialis bei 10, die A. cerebralis posterior bei 8, die A. cerebellaris superior bei 13 Fällen verlagert waren und eine Tumoranfärbung bei 9 Fällen vorlag). Die Medulloblastome würden keine Tumoranfärbung aufweisen. Im übrigen bespricht OLLSON die Befunde nicht im einzelnen. Er ist der Ansicht, daß der Wert dieser Methode bei Kleinhirntumoren gering ist.

KLAUSBERGER-TSCHABITSCHER teilten 1953 den angiographischen Befund bei einem Vermisastrozytom mit; außer einer Verlagerung der A. cerebellaris superior sahen sie noch pathologische Tumorgefäße.

Eine sehr ausführliche Besprechung der typischen pathologischen Befunde bei Kleinhirntumoren ist in der Arbeit von KLAUSBERGER (1953) zu finden, der Autor gibt aber die Zahl der Angiographien nicht an. Er erwähnt lediglich, daß man pathologische Veränderungen am häufigsten bei Arteriosklerose, bei Gefäßverschlüssen, Aneurysmen und Tumoren im subtentoriellen Raum und im Okzipitallappen feststellen könne. GLONING-KLAUSBERGER (1957) teilten mit, daß sie bei einem Fall von Kleinhirnastrozytom eine pathologische Anfärbung feststellen konnten.

PETIT-DUTAILLIS, PERTUISET, ROUGERIE, NAMIN teilten in der gemeinsam veröffentlichten Arbeit (1953) mit, daß sie über 162 Fälle von Vertebralisangiographien verfügten. Sie sahen nur bei einem Fall mit Pinealom pathologische Befunde, bei 10 Akustikusneurinomen nur 5mal verdächtige Verhältnisse, bei 9 Kleinhirntumoren nur 3mal eine fragliche Gefäßverlagerung. Einwandfreie pathologische Befunde beobachteten sie bei Hypophysentumoren, indem die A. basialis im oralen Abschnitt stark okzipitalwärts verdrängt war.

DAVID SUTTON (1953) bespricht in seiner Mitteilung die Röntgendiagnostik bei 17 verifizierten Ponstumoren. Die Schädelleeraufnahmen waren bei 15 Fällen normal, während 2mal das Zeichen des gesteigerten Hirndruckes festzustellen war. Die Befunde der Luftenzephalographie waren mehr unspezifischer Natur, bei Erwachsenen sogar noch unklarer. Die Vertebralisangiographie, welche nur bei einem Fall vorgenommen wurde und einen unauffälligen Befund ergab, hält SUTTON für die Diagnostik der Ponstumoren als wertlos.

COLUMELLA diskutiert in seiner instruktiven Arbeit eingehend die Befunde der Vertebralisangiographie. Bei 96 Fällen handelte es sich 26mal um vaskuläre Erkrankungen und 4mal um einen Hydrocephalus internus occlusivus, während bei 66 Fällen ein Tumor vorlag. Von 34 supratentoriellen Tumoren lagen 18 in der mesodienzephalen Gegend, 16 in verschiedenen Abschnitten der Großhirnhemisphäre. Die pathologischen Befunde bei zentralen und okzipitalen Tumoren, welche abgebildet sind, sind sehr überzeugend. Unter 32 subtentoriellen Tumoren befanden sich 13 Akustikusneurinome und 3 Meningeome. Bei allen wurden pathologische Befunde festgestellt. Aus einer Serie von 91 Kleinhirntumoren war der angiographische Befund bei 4 Angiomen 3mal negativ, bei einer Metastase nur verdächtig, bei 6 Gliomen und einem Tumor des IV. Ventrikels diskret. Von zwei nicht verifizierten Basistumoren wies nur ein Fall einen verdächtigen Befund auf. In dieser Arbeit sind sehr überzeugende pathologische Befunde beim Akustikusneurinom, Meningeom, Angiom, Cholesteatom, Kleinhirnastrozytom, Thalamusgliom, Hypophysenadenom und temporo-okzipitalen Glioblastom abgebildet.

In der mit PAPO veröffentlichten Arbeit 1956 bespricht COLU-

MELLA die typischen Befunde der Vertebralisangiographie bei 105 supratentoriellen Tumoren. Bei Hemisphärentumoren (frontal 5, frontotemporal 3, temporal 26, parietal 14, okzipital 10, Subduralhämatom 1) konnten sie eine Verlagerung der A. cerebralis posterior in der seitlichen Aufnahme nach unten und in der a.-p.-Aufnahme medialwärts, ferner abnormer, gestreckter Verlauf der A. occipitalis und A. temporo-occipitalis mit pathologischen Gefäßen bei okzipitalen und okzipito-temporalen Tumoren beobachten. Die in der Mittellinie gelegenen Tumoren (15 supraselläre Hypophysentumoren, 4 Klivus-, 8 Basalganglien-, 8 Pineal-, 2 Corpus callosum-, 7 III.-Ventrikel- und 2 Seitenventrikel-Tumoren) zeigten sehr eindeutige Befunde, welche in der Verlagerung der A. basialis, der A. cerebralis posterior, der A. cerebellaris superior, der A. chorioidea posterior und der zentralen Venen und pathologischen Gefäßen der Tumoren der Basalganglien zum Ausdruck kamen. Die Arbeit wird durch sechs sehr schöne Beispiele illustriert.

Die Arbeit von NIEMEYER-POMPEU (1954) enthält zwar keine genauen Angaben über die Zahl der angiographierten Patienten und das prozentuale Verhältnis zwischen positiven und negativen Befunden bei Tumoren. Die Autoren besprechen hingegen sehr eingehend die Art der pathologischen Veränderungen an Hand von Angiographieschemen und geben Beispiele von 2 Akustikusneurinomen, 1 Zystizerkose und einem nicht verifizierten Kleinhirntumor. Bei Akustikusneurinomen sahen sie keine pathologischen Gefäße, aber als wichtigen Befund eine mediale Verlagerung der A. cerebellaris superior in der a.-p.-Aufnahme.

KAUTZKY-ZÜLCH veröffentlichten 1955 in ihrer Monographie sehr schöne angiographische Befunde bei einem Meningeom der Pyramidenspitze und einem arteriovenösen Aneurysma. Sehr eingehend diskutieren die Autoren die Bedeutung dieser Untersuchungsmethode. Ihre Ansichten dürften heute noch von der Mehrzahl der Kliniker geteilt werden, weshalb wir sie hier ungekürzt wiedergeben:

„Die Vertebralisangiographie kann durch Gefäßverlagerung nur verhältnismäßig wenig zur Diagnose raumfordernder Prozesse beitragen. Die Kleinhirnarterien sind im Durchschnitt kleiner als die Gefäße des Großhirns und sie liegen dichter gedrängt als diese. Ihre unexakte Abbildung im Arteriogramm wird noch dadurch verstärkt, daß sich auf den Seitenaufnahmen stets Gefäße beider Seiten aufeinander projizieren. Man muß einerseits scheinbar beträchtliche Abweichungen auch der großen Gefäße aus ihrer ‚normalen Lage‘ mit großer Vorsicht beurteilen, andererseits stets im Auge behalten, daß auch große Tumoren erfahrungsgemäß oft keine röntgenologisch ‚erkennbare‘ Gefäßverlagerung zur Folge haben müssen, falls sie intrazerebellär liegen. Dazu ist noch zu berücksichtigen, daß raumfordernde Prozesse der hinteren Schädelgrube so gut wie immer zu einem Hydrocephalus führen, der seinerseits das Angiogramm beeinflußt. Unter den Vertebralisästen ist der Abgangsstrecke der A. cerebralis posterior besondere Beachtung zu schenken. Der im Seitenbild im allgemeinen leicht kaudal-konvexe Bogen ist bei supratentoriellen Prozessen betont stark ausgebildet, bei infratentoriellen abgeflacht. Nach den heute vorliegenden Erfahrungen kann aber noch keine sichere Diagnose aufgebaut werden. Kleinhirnbrückenwinkeltumoren können (müssen aber nicht) Verlagerungen der A. basialis verursachen. Sie dürfen jedoch nur verwertet werden, wenn die Verlagerung und Streckung der Gefäße sehr ausgeprägt ist. Dann allerdings läßt sie den Schluß auf eine besondere Größe des Tumors und eine dadurch bedingte Eindellung der Brücke zu. Es muß jedoch immer bedacht werden, daß auch die Arteriosklerose zu einer beträchtlichen Schlängelung und Verlagerung der Gefäße führen kann. Eine typische Vaskularisation der eigentlichen Kleinhirntumoren bzw. Blastomen des IV. Ventrikels (Medulloblastom, Ependymom, Spongioblastom) ist uns bisher nicht bekannt, ist vor allem für die letztgenannte Tumorart auch nicht zu erwarten.

Eine Anfärbung wurde bei Meningeomen und Metastasen beobachtet. An der Oberfläche von Akustikusneurinomen wurde ein Netzwerk normalerweise nicht vorhandener Gefäße beschrieben (Milletti). Sicherlich wird dieser Befund nur selten von größerer Bedeutung sein, da das so charakteristische Bild des Akustikusneurinoms bis auf Ausnahmefälle eine Kontrastmitteldiagnostik erübrigt. Tumoren der Stammganglien sind im Karotisangiogramm im allgemeinen weniger gut zu erkennen. Am ehesten sind noch Phlebogramme (Richter) und Vertebralisangiographie verwertbar. Besonders Pinealome sollen bei Vertebralisfüllungen an einer Tumoranfärbung diagnostizierbar sein (Radner). Die angiographische Symptomatologie der Stammhirntumoren ist jedoch noch nicht genügend ausgearbeitet, so daß für ihre Diagnose bisher das Pneumogramm aufschlußreicher war. Das gleiche gilt für Tumoren der hinteren Schädelgrube, vielleicht mit Ausnahme der Angioblastome, die sich gelegentlich angiographisch abbilden. In einzelnen Fällen kann die Vertebralisangiographie zur Diagnose einer okzipitalen Geschwulst beitragen. Zweifellos kann auch bei Tumoren des Mittelhirnbereiches und der hinteren Schädelgrube die Vertebralisangiographie die Diagnose in einzelnen Fällen fördern. Allerdings ist ihre Ausführung und Deutung noch nicht so sicher, wie bei Karotisangiographien.“

SCHAERER (1955) befürwortet in seiner Arbeit eine neue Methode für die Darstellung der A. vertebralis; er punktiert die A. carotis communis und komprimiert diese Arterie distal von der Punktionsstelle, so daß das injizierte Kontrastmittel rückläufig in die A. vertebralis fließt. Auf diese Weise habe er bei 52 Patienten 44mal schöne Angiogramme erzielen können. In der Arbeit werden lediglich je ein Aneurysma und ein arteriovenöses Aneurysma und ein Kleinhirnastrozytom abgebildet. Detaillierte Angaben über die restlichen 41 Fälle sind leider nicht vorhanden.

NAMIN (1955) bespricht in seiner Monographie die Anatomie der Kleinhirnarterien an Hand von sehr schönen Injektionspräparaten und normalen Vertebralisangiogrammen.

Anschließend diskutiert er die pathologischen Befunde, welche von 162 Fällen nur bei 16 ausführlich besprochen und mit Abbildungen belegt werden (2 Akustikusneurinome, je 1 Meningeom, Cholesteatom, Chordom, Tentoriummengingeom, Pinealom, okzipitaler Abszeß, Kleinhirnzyste, Aquäduktstenose, maligner Tumor der Schädelbasis und 2 Hypophysentumoren).

Bei Akustikustumoren sei die Verlagerung der A. cerebellaris superior ein wichtiger Befund, während die retrosellär wachsenden Hypophysentumoren und Schädelbasistumoren die A. basialis rückwärts verdrängen würden. Sehr typisch findet er die Verdrängung der A. chorioidea posterior bei Pinealomen. Eine kaudale Verlagerung der A. cerebralis posterior sah er bei Aquäduktstenose. Die Kleinhirntumoren würden keine direkten pathologischen Befunde bieten, sondern lediglich eine fragliche Verlagerung der Kleinhirnarterien.

MASLOWSKI (1955) bespricht in seiner Arbeit vor allem die Punktionstechnik und erwähnt 104 Fälle, bei welchen nur 11mal die Angiographie mißlang. Die Befunde werden nicht in Einzelheiten mitgeteilt.

LÖFGREN (1956) geht in seiner Arbeit der speziellen Frage nach, ob es durch die Vertebralisangiographie möglich sei, die blastomatöse Natur einer Aquäduktstenose feststellen zu können. Er studierte die Angiogramme von 12 Aquäduktstenosen und 35 Kleinhirntumoren.

	Kleinhirn-tumor	Aquädukt-stenose
A. cerebralis posterior nach oben verlagert	14	0
A. cerebellaris superior nach oben verlagert ...	31	0
A. cerebellaris inferior posterior		
kraniale Schlinge nach unten	21	0
kaudale Schlinge nach unten	17	2
in der a.-p.-Aufnahme verlagert	10	0

Bei Aquäduktstenose nicht blastomatöser Genese konnte LÖFGREN somit nur bei 2 Fällen eine kaudale Verlagerung der A. cerebellaris inferior posterior feststellen, während die anderen Kleinhirnarterien unauffällig waren. Umgekehrt war eine Streckung der A. cerebralis posterior bei Aquäduktstenosen 9mal vorhanden. Aus dem Verhalten der Kleinhirnarterien lassen sich somit wertvolle differentialdiagnostische Schlüsse ziehen.

In einer zweiten Arbeit (1958) behandelte LÖFGREN das Problem der Tumoren in der Pinealgegend bei 21 Fällen und von 6 Tumoren im angrenzenden Abschnitt des Thalamus eingehend. Er weist besonders auf die Verlagerung der A. chorioidea posterior und auch der V. cerebralis interna hin.

Eine sehr instruktive Monographie über die Vertebralisangiographie wurde 1954 von HAUGE veröffentlicht, der sich der Kathetermethode über die A. radialis bediente. Bei 110 Patienten nahm er 101mal die einseitige, 13mal die beidseitige Angiographie vor. Auf 140 Angiographien konnte er 138mal eine schöne Darstellung der A. vertebralis und ihrer Äste erzielen.

Supratentorielle Tumoren

Ependymom der Pinealisgegend	1 Fall	(patholog. Gefäße)
Astrozytom (frontal, temporo-okzipital)	2 Fälle	(Gefäßverlagerung)
Meningeome:		
sphenoidal	2 Fälle	(Angiographie o. B.)
basal-parietal	1 Fall	(Anfärbung)
Chordom	1 Fall	(o. B.)
Trigeminusneurinom	2 Fälle	(1 Anfärbung)

Subtentorielle Tumoren

Extrazerebellär

Meningeom	3 Fälle	(2mal Gefäßverlagerung und 1mal Anfärbung)
Akustikusneurinom	9 Fälle	(3 Gefäßverlagerungen, 2 Anfärbungen)
Tuberkulom	1 Fall	(Gefäßverlagerung)

Intrazerebellär

Astrozytom	6 Fälle	(4mal Gefäßverlagerung)
Ependymom	2 Fälle	(2mal Gefäßverlagerung)
Glioblastom	2 Fälle	(1mal Gefäßverlagerung, 1mal Anfärbung)
Angiom	7 Fälle	(pathologische Gefäße)

In ihrer kleinen Arbeit geben BARBIERI-VERDECCHIA (1957) 15 Fälle von Vertebralisangiographien mit zufriedenstellenden Resultaten bekannt, ohne in Einzelheiten darauf einzugehen. Die Abbildungen eines Angioblastomes und eines temporo-parietalen Meningeomes sind hingegen sehr überzeugend.

Besondere Erwähnung verdienen die Arbeiten von RUGGIERO; in seiner 1954 veröffentlichten Arbeit mit CONSTANS besprach er die verschiedenen Methoden, Zwischenfälle der Vertebralisangiographie und eigene Befunde bei 48 Fällen. In der mit THIBAUT und BORIES zusammen veröffentlichten Arbeit (1958) sind sehr genaue Angaben über die Befunde von 148 Vertebralisangiographien bei 138 Patienten vorhanden. Es handelte sich um 37 supratentorielle, 35 subtentorielle und 6 multiple Tumoren. Sie unterteilen die Befunde in 6 Gruppen:

Negativ	116 Fälle
Zweifelhaft	5 ,,
Lage diagnostiziert	6 ,,
Lage und Lokalisation diagnostiziert	22 ,,
Lage, Lokalisation und Tumorart diagnostiziert	26 ,,
Nur ergänzende Befunde	26 ,,

Nach diesem Studium ziehen die Autoren folgende Schlüsse:

Der Wert der Vertebralisangiographie bei vaskulären Erkrankungen sei nicht zu diskutieren. Beim okklusiven Hydrocephalus internus würde der angiographische Befund das Vorliegen eines Tumors bestätigen oder ausschließen, falls der Tumor nicht zu klein sei. Die Tumoren der hinteren Schädelgrube, die extrazerebralen Tumoren im vorderen Abschnitt der hinteren Schädelgrube, ferner die intrazerebellären Tumoren würden die besten angiographischen Befunde aufweisen. Die Autoren empfehlen von Fall zu Fall eine kombinierte Anwendung der fraktionierten Luftenzephalographie mit der Vertebralisangiographie, da beide Untersuchungen sich ergänzen. Bei metastatischen Tumoren, welche mehr oder weniger stark vaskularisiert sind, empfehlen sie eine Vertebralisangiographie, da sie multipel vorkommen können.

MONES (1960) konnte unter 22 Tumorfällen des Kleinhirns 12mal pathologische Befunde erheben.

In ihrer Arbeit befassen sich VIRTAMA und KIVALO (1957) mit einem neuen Untersuchungsgebiet der Vertebralisangiographie, welches in den Monographien von RADNER und HAUGE auch erwähnt wurde. Die Autoren studierten 19 Vertebralisangiographien und sahen bei 10 Fällen Eindellungen der A. vertebralis, welche durch Osteochondrosen und Osteophyten der unco-vertebralen Gelenke entstanden waren. Diese Befunde sind gerade bei älteren Patienten sehr bedeutungsvoll, welche zerebelläre, pontine und sogar Kleinhirnbrückenwinkel-Symptome unbekannter Genese aufweisen; falls umfangreiche Untersuchungen in dieser Beziehung positive Befunde bieten würden, kann die Natur der vaskulären Störungen erfaßt und eventuell chirurgisch angegangen werden. Wir sind der Ansicht, daß einzig die Vertebralisangiographie mit der Kathetermethode, welche die A. vertebralis in ihrem ganzen Verlauf von der A. subclavia bis zum Atlas zeigt, diesbezüglich aufschlußreich sein kann. Auf dieses Problem haben HUTCHINSON und YATES (1956—1957) mit sehr eindrücklichem Material hingewiesen. In den letzten Jahren wurden darüber folgende Arbeiten publiziert: PYGOTT-HUTTON (1959) konnten unter 16 Fällen 2mal eine Thrombose der A. vertebralis, 1mal eine Verlagerung der Arterie durch die Osteophyten feststellen. Bei einem Fall handelte es sich um ein Angiom zwischen den tiefen Nackenmuskeln.

Arteriosklerotische Veränderungen, partielle Verschlüsse und Verlagerung der A. vertebralis durch Osteophyten konnten durch die Kathetermethode CRAWFORD und Mitarbeiter (1958), GURDJIAN und Mitarbeiter (1959), SHEEHAN-BAUER-MEYER (1960) sehr schön darstellen. Die zerebellären und radikulären Symptome, ferner die Läsionen der Hirnnerven in mannigfaltiger Kombination werden auf diese Weise abgeklärt und gegenüber den intrakraniellen raumfordernden Prozessen differentialdiagnostisch abgegrenzt.

Nach dieser Zusammenstellung der uns bekannten Arbeiten, welche nicht den Anspruch auf Vollständigkeit beanspruchen darf, beläuft sich die Zahl der publizierten Vertebralisangiogramme auf ca. 3000 Fälle, von welchen die Tumoren 844 Fälle ausmachen. Wenn wir nur die angiographierten subtentoriellen Tumoren berücksichtigen, kommen wir auf die Zahl von 483 Fällen, d. h. 16,1%. Falls wir aber die Tatsache würdigen, daß manche Autoren keine detaillierten Angaben über ihre Angiographiefälle machen, dürfte der Prozentsatz der angiographierten subtentoriellen Tumoren ca. ein Viertel der Vertebralisangiographie ausmachen.

Diese Zahl, wenn sie auch nicht beträchtlich ist, erlaubt uns eine vorläufige Schlußfolgerung der Bedeutung der Vertebralisangiographie bei den Tumoren. Mehr oder weniger deutlich und doch meistens übereinstimmend kommt die Ansicht der Autoren zum Ausdruck, daß bei supratentoriellen Tumoren die Vertebralisangiographie sehr wertvolle Befunde liefern kann, während die Deutung der pathologischen Befunde bei subtentoriellen Tumoren nicht immer überzeugend ist. Häufig wird die Pneumoenzephalographie der Vertebralisangiographie gegenübergestellt und der Beweis zu erbringen versucht, daß die erstere sicherere Befunde biete. Diese einseitige röntgenologische Betrachtungsweise berücksichtigt aber gewisse spezielle Probleme, welche in der alltäglichen Praxis der neurologischen und neurochirurgischen Kliniken große Bedeutung haben, nicht erschöpfend. Wir dürfen nicht vergessen, daß die Vertebralisangiographie aus dem Bedürfnis heraus entstand, in Grenzfällen eine sicherere Untersuchungsmethode, und sichere Ergebnisse in der Hand zu haben. Die klassischen Syndrome einzelner subtentorieller Tumoren benötigen in einem neurologisch eindeutigen Fall keine Röntgenuntersuchungen mit Kontrastmittel. Erst in Zusammenhang mit der Anamnese und den neurologischen Befunden kann die Angiographie wertvolle Hinweise geben.

Viertes Kapitel

Eigenes klinisches Material

A. Supratentorielle Tumoren

a) Frontal

Manche frontal gelegenen Tumoren können eine kontralaterale Ataxie bedingen, so daß nach der Anamnese und den klinischen Befunden gelegentlich die Differentialdiagnose gegenüber einem Kleinhirntumor recht schwierig sein kann. Wohl kann das Elektroenzephalogramm in der Regel den richtigen lokalisatorischen Hinweis geben. Aber Ausnahmefälle kommen immer wieder vor. Bei 10 frontalen Tumoren wurde deshalb eine Vertebralisangiographie vorgenommen. Bei supratentoriell gelegenen Tumoren erfolgt der Ausgleich des gesteigerten intrakraniellen Druckes in der Endphase durch den Tentoriumschlitz, so daß die A. cerebralis posterior unter die Linie (T—L), welche zwischen Tuberculum sellae und Lambdanaht zu ziehen ist, zu liegen kommt. Bei unseren Fällen war dies 7mal der Fall, während bei 3 Patienten eine solche Verlagerung nicht festgestellt werden konnte. Es handelte sich 4mal um frontal gelegene Glioblastome, 3mal um Astrozytome und 3mal um Karzinom-Metastasen.

b) Temporo-okzipitale Tumoren

Die temporo-okzipitalen (medio-basalen) Hirnabschnitte werden bekanntlich über die Äste der A. cerebralis posterior mit Blut versorgt. Bei den Tumoren dieser Gegend erkennt man zwar auf den

Karotisangiogrammen eine mehr oder weniger deutliche Verlagerung der Äste der A. cerebralis media von unten-medial nach oben-lateral. Falls die A. cerebralis posterior ihren Ursprung von der A. carotis interna nimmt, was bei 25% der Karotisangiogramme der Fall ist, kann es sogar zur Darstellung der Tumorgefäße kommen, so daß eventuell eine artdiagnostische Abklärung präoperativ

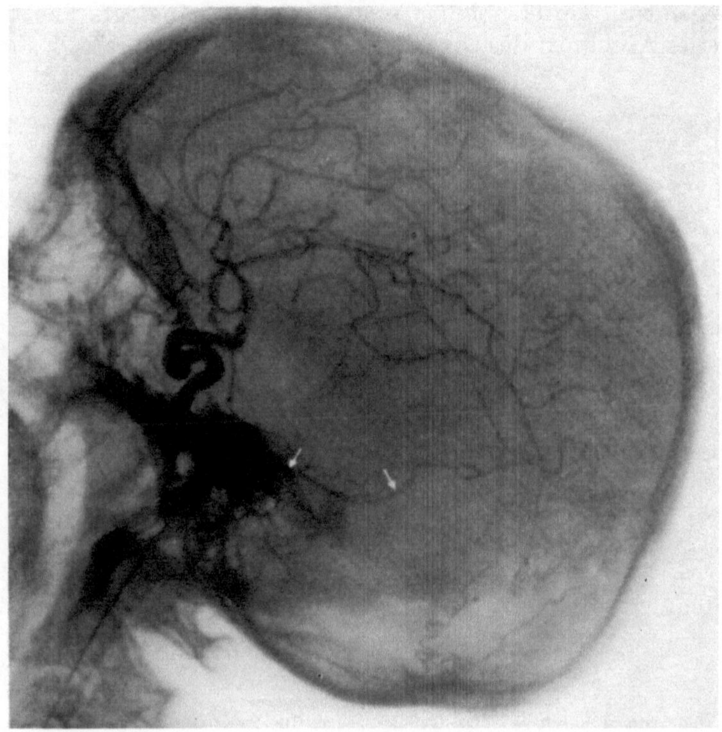

Abb. 15. Verlagerung der A. cerebralis posterior bei einem Tumor des Schläfenlappens.

möglich wird. Bei 75% der Fälle, bei welchen die A. cerebralis posterior ihren Ursprung von der A. basialis nimmt, und die SALTZMANNsche Methode (siehe S. 16) nicht zum Ziele führt, ist die Vertebralisangiographie zu empfehlen. Auf den Vertebralisangiogrammen kann die Herniation der medialen Temporallappenabschnitte infolge der Eindellung der A. cerebralis posterior in ihrer Anfangsstrecke nach unten und medialwärts sehr schön erkannt werden. Gefäßreiche Tumoren werden auch in ihrer Größe und Art besser erfaßt.

Bei unseren 7 Fällen handelte es sich 1mal um ein Keilbeinflügelmeningeom mit Infiltration des Felsenbeines, 1mal um eine Hypernephrommetastase, 3mal um ein Glioblastom, 1mal um ein Astrozytom und 1mal um eine Karzinom-Metastase.

c) Okzipitale Tumoren

Beim Vorliegen eines okzipitalen Tumors sollte theoretisch die naheliegendste Untersuchung eine Vertebralisangiographie sein, weil dieser Abschnitt des Großhirns durch die A. cerebralis posterior

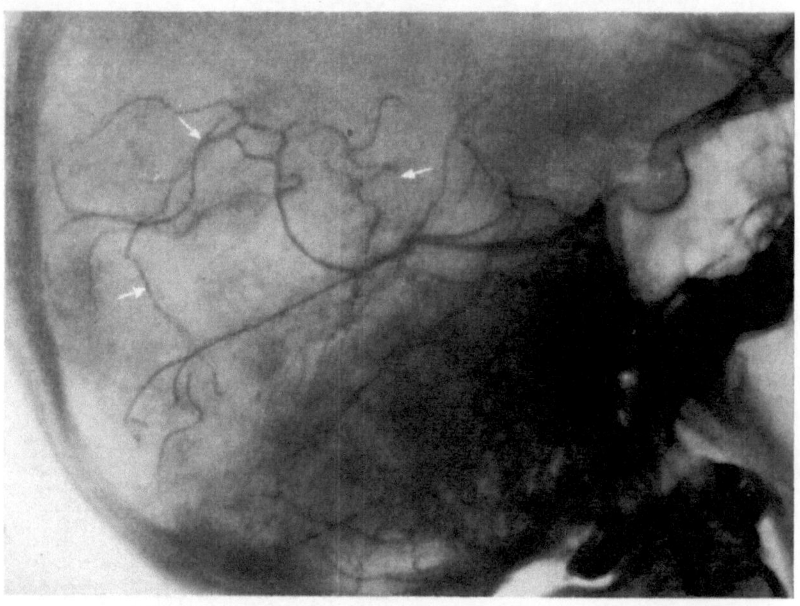

Abb. 16. Glioblastoma multiforme links okzipital-medial. Die Pfeile zeigen den abnormen Verlauf der Äste der A. cerebralis posterior. Der Tumor wurde operativ resp. histologisch verifiziert.

resp. ihre Äste versorgt wird. Die Praxis zeigt aber, daß die neurologischen Untersuchungen nicht von vornherein zur Entscheidung führen können, ob der Tumor rein okzipital, temporo-okzipital oder parieto-okzipital liegt. Das Elektroenzephalogramm gibt auch nicht immer eng umschriebene lokalisatorische Hinweise. Deshalb wird häufig zuerst eine Karotisangiographie vorgenommen, welche in der Mehrzahl der Fälle, selbst bei rein okzipital gelegenen Tumoren, mehr oder weniger wertvolle Hinweise ergibt. Zudem kommt die A. cerebralis posterior bei Tumoren in ca. 30—40% der Fälle auch zur Darstellung, so daß eine Vertebralisangiographie sich erübrigt.

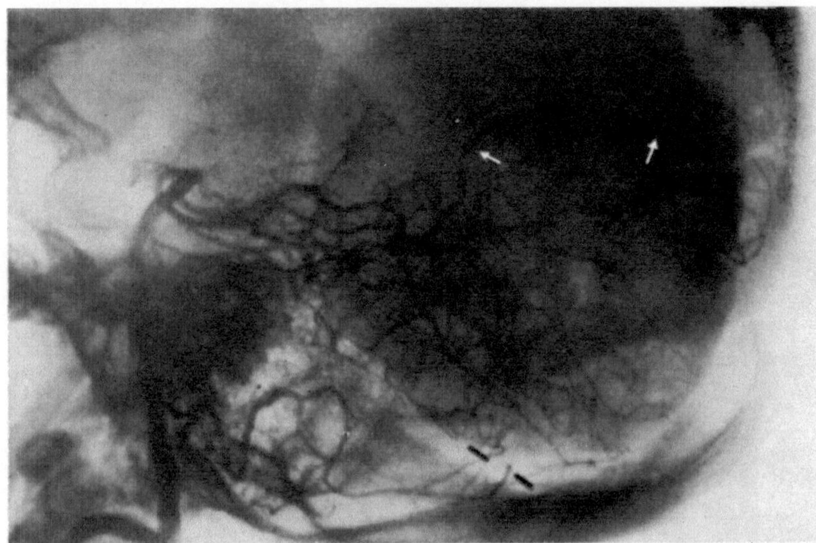

Abb. 17. Klinisch bestand Verdacht auf ein rezidivierendes Meningeom im temporo-okzipitalen Gebiet rechts. Die Karotisangiographie gab diesbezüglich keine sicheren Anhaltspunkte, während auf dem Vertebralisangiogramm ein gefäßreicher Tumor im medialen Abschnitt des Okzipitalhirns zu erkennen ist.

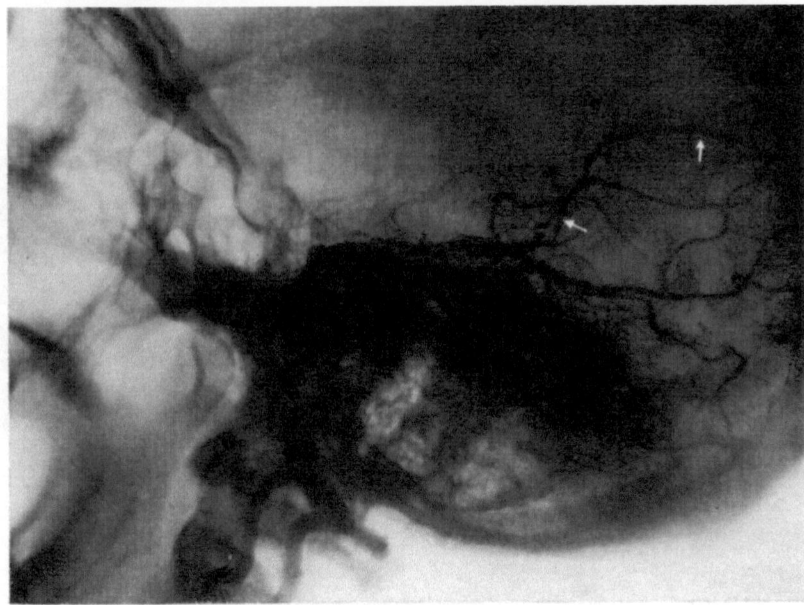

Abb. 18. Großer zystischer Tumor rechts okzipital aus der Lage der Äste der A. occ. interna zu erkennen. Die Operation ergab einen Abszeß.

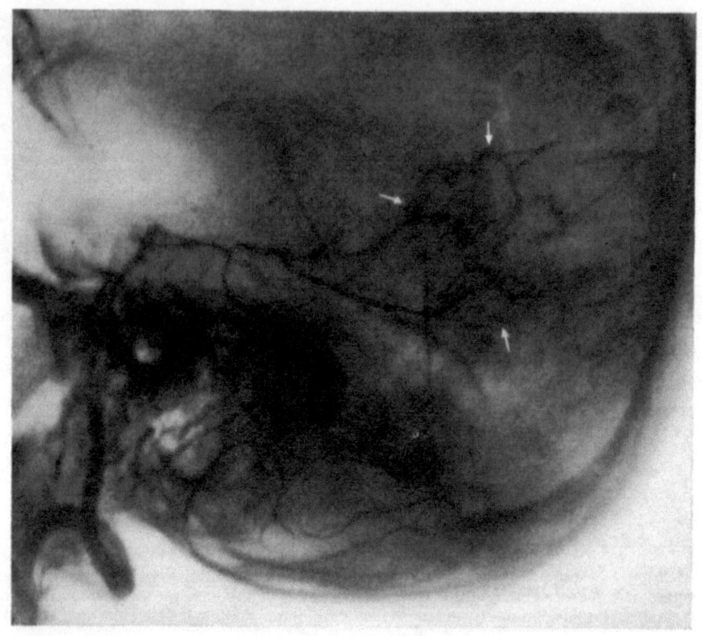

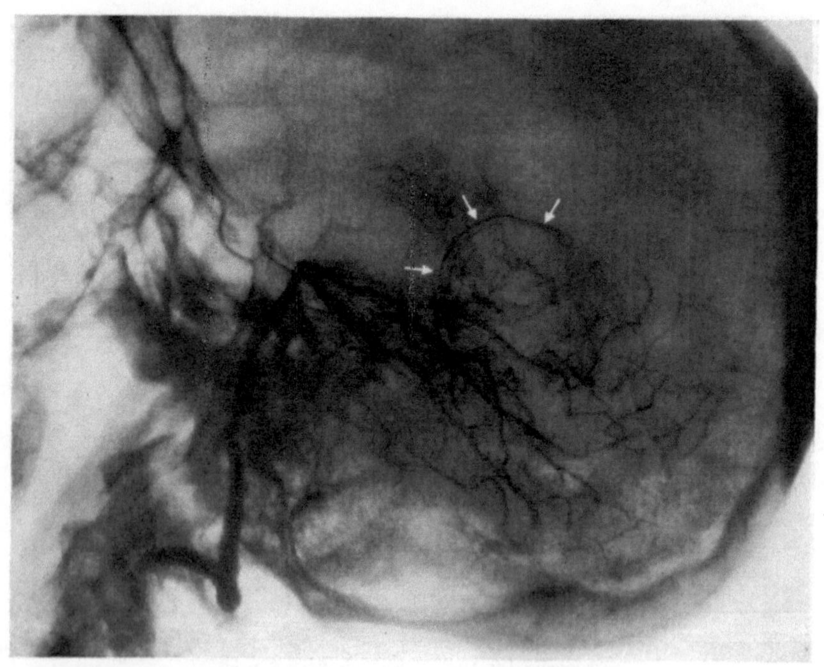

Wenn dies nicht der Fall ist, läßt sich aus der Verlagerung der A. temporalis posterior und der A. gyri angularis die Lage des Tumors bestimmen. Nicht selten bestehen außerdem Anastomosen zwischen den Tumorgefäßen und den oben erwähnten Ästen der A. cerebralis media und der A. pericallosa, so daß gelegentlich durch die Karotisangiographie bei okzipitalen Tumoren artdiagnostische Schlüsse gezogen werden können.

Bei medio-basalen okzipitalen Tumoren empfehlen wir aber noch eine Vertebralisangiographie, weil der Tumor in seinem ganzen Umfang zur Darstellung kommt.

So konnten wir bei 14 Patienten (2mal Karzinom-Metastasen, 3 Meningeome, 5 Glioblastome, 1 Abszeß, 1 kavernöses Angiom, 1 Papillom des Plexus chorioideus im Trigonum und 1 Oligodendrogliom im Trigonum) die Artdiagnose präoperativ stellen.

d) Mesodienzephale Tumoren

Die mesodienzephal gelegenen Tumoren (Zysten des 3. Ventrikels, Thalamus-Gliome, Pinealome, diffus-infiltrativ wachsende Gliome des Mesenzephalons) lassen sich nach der Anamnese, den neurologischen und elektroenzephalographischen Untersuchungen nicht immer einwandfrei diagnostizieren, abgesehen von den Zysten des 3. Ventrikels, mit paroxysmalen, lagebedingten Kopfschmerzen und Pinealomen mit Parinaud-Syndrom, Augenmuskelparesen und Kalkschatten im Röntgenbild. Sogar diese letzterwähnten Tumoren können recht atypische Krankheitsbilder bieten. Manchmal liegen mehr oder weniger schwere Fernsymptome bei gesteigertem Hirndruck und ohne lokalisatorische Hinweise vor. Da die Blutversorgung dieses Gebietes über die Endäste der A. basialis erfolgt, kann die Vertebralisangiographie wertvolle Hinweise geben. In unserer Klinik wurde bei 17 solchen Fällen die Vertebralisangiographie vorgenommen; der typische Befund der mesodienzephalen Tumoren ist die Streckung der Aa. thalamicae und die Ausweitung des Halbkreises, welchen die Aa. chorioideae posteriores (medialis und lateralis) beschreiben. Die A. cerebralis posterior und die A. communicans posterior werden nach unten verdrängt. Die gefäßreichen Tumoren, vor allem die Glioblastome des Thalamus weisen eindeutige Anfärbungen in der arteriellen und kapillären Phase des

Links oben Abb. 19. Tumoranfärbung rechts okzipital (medial). Die Operation und Histologie bestätigten die Diagnose eines Meningeoms.

Links unten Abb. 20. Vertebralisangiogramm bei einer 24j. Patientin. Oligodendrogliom im rechten Trigonum. Klinisch zweimalige subarachnoidale Blutung, homonyme Hemianopsie nach rechts. Das Karotisangiogramm war unauffällig.

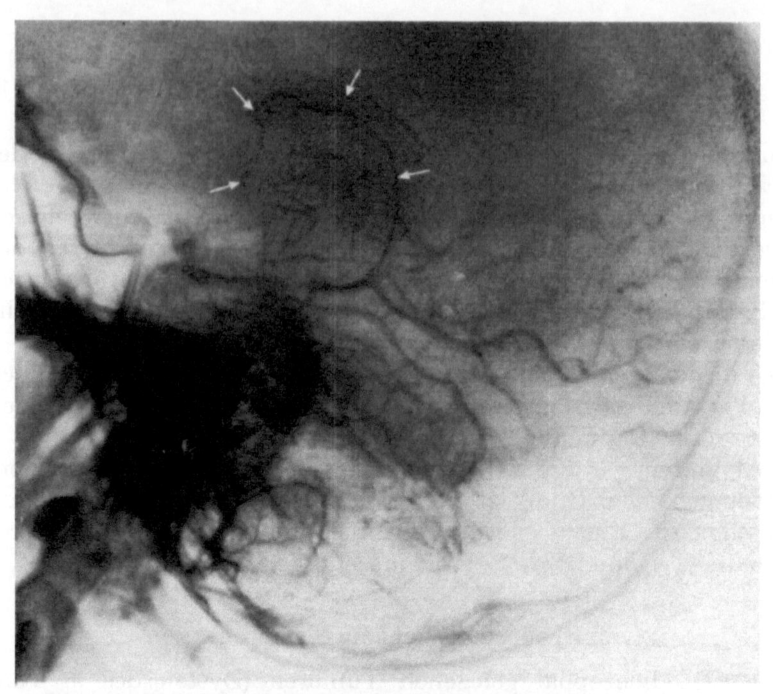

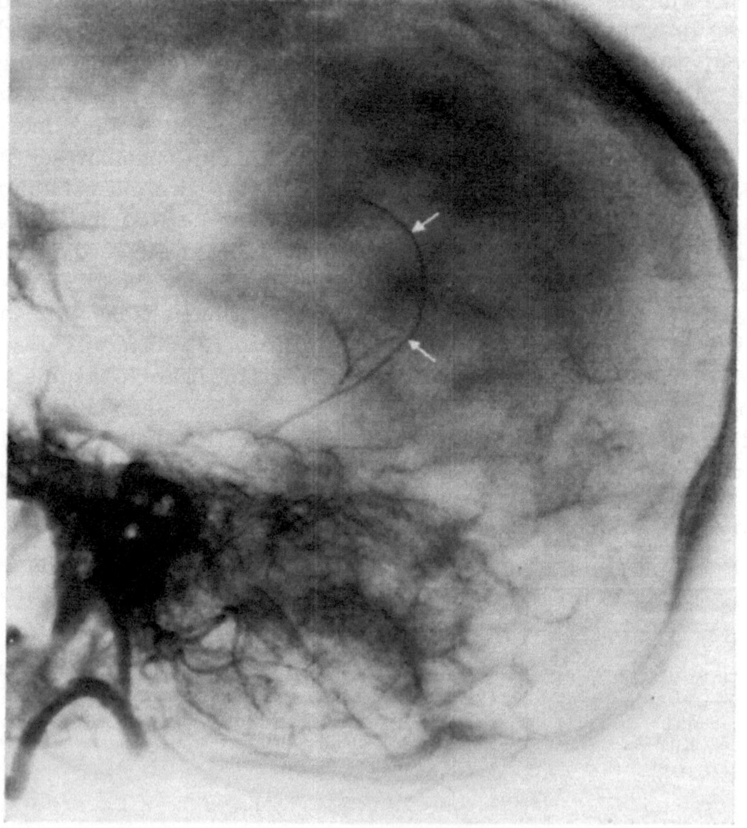

Angiogrammes auf. Bei unseren 5 Patienten mit Glioblastoma multiforme sahen wir solche pathologische Gefäße. Viermal autoptisch und einmal probebioptisch konnte das Glioblastom verifiziert werden. Bei 2 weiteren Patienten ergab die Biopsie ein Medullo-

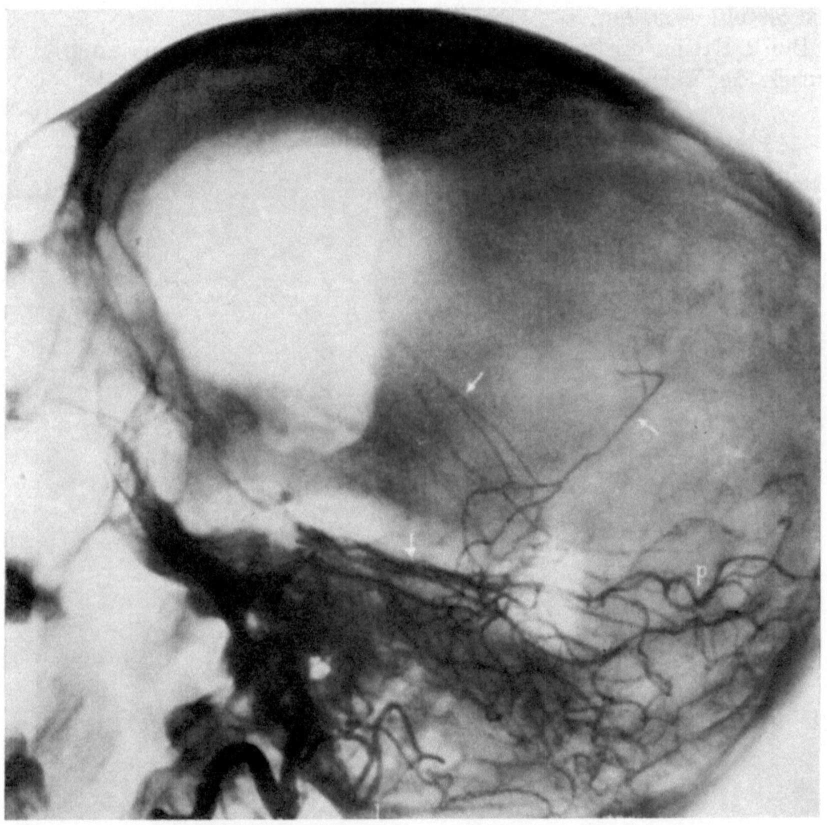

Abb. 23. Stammganglientumor (nicht verifiziert): abnormer Verlauf der A. chorioidea posterior, Aa. thalamicae. Die Aa. cerebrales posteriores (p) und Aa. cerebellares superiores sind gestreckt und nach unten verdrängt. Normale Lage der A. cerebellaris inferior posterior (i).

blastom. Bei 5 anderen Patienten nahmen wir nach neurologischen und angiographischen Befunden ein infiltrativ wachsendes Gliom des Mesenzephalon an, welches noch nicht bestätigt werden konnte. Bei 2 Patienten wurden operativ gliomatöse Zysten des 3. Ventrikels

Links oben Abb. 21. Thalamusglioblastom: Aa. chorioideae posteriores begrenzen den Tumor mit pathologischen Gefäßen (Pfeile).

Links unten Abb. 22. Großzystischer Tumor der Stammganglien. Abnorm gestreckter Verlauf der A. chorioidea posterior (Pfeile). Aa. cerebrales posteriores sind kaudalwärts verlagert.

bestätigt. Auf der Vertebralisangiographie war in diesen Fällen eine abnorme Ausweitung des Halbkreises der A. chorioidea posterior (medialis et lateralis) ohne pathologische Anfärbung zu sehen.

Bei einem Patienten mit einem Astrozytom konnte der raumfordernde Prozeß erst durch die Vertebralisangiographie einwandfrei festgestellt werden.

Bei 2 Patienten konnte das Vorliegen eines Pinealoms auch erst durch die Vertebralisangiographie gesichert werden.

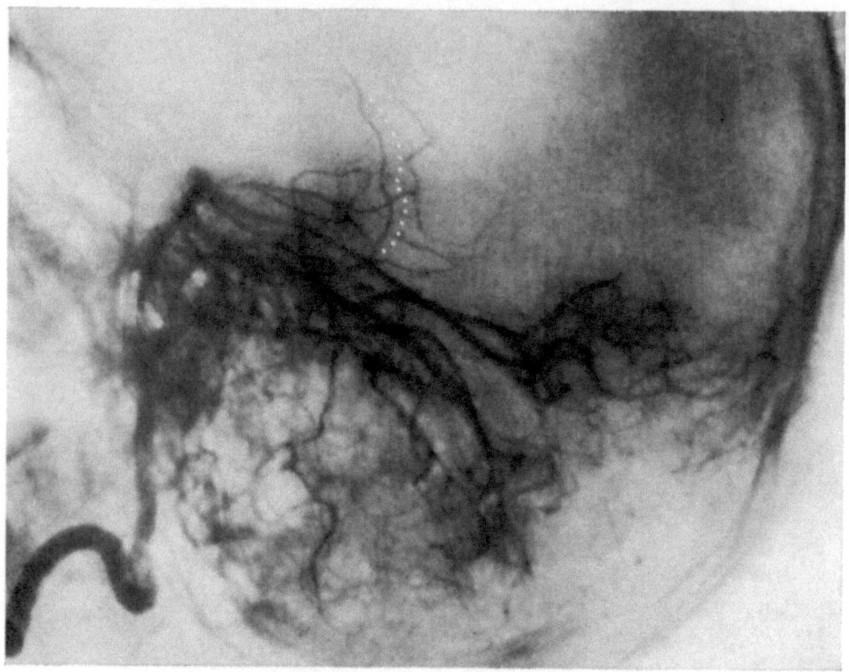

Abb. 24. Pinealom. Pathologischer Verlauf der A. chorioidea posterior im Doppelbogen (punktiert).

Fall 1: B. K.

28j. Mann leidet seit 2 Jahren unter abdominellen Beschwerden, seit 1 Jahr unter diffusen Kopfschmerzen, Sehstörungen, Erbrechen, Abmagerung. Zuerst wurde eine Hepatitis vermutet. Einweisung in die Medizinische Poliklinik, von wo er dann auf die Neurochirurgie überwiesen wurde.

Objektiver Befund: Leichtes psychoorganisches Syndrom. Spärliche Körperbehaarung, Hypogonadismus, kleine Prostata.

Polyurie: 4 Liter. 17-Ketosteroide und 11-Oxysteroide stark erniedrigt. Grundumsatz — 15%. Pathologischer Konzentrationsversuch.

Liquor: Gesamteiweiß 31 mg%, normale Parenchymkurven, 230/3 Zellen. Tbc-negativ.

Neurologisch: Blickparese nach oben bds., träge Pupillenreaktion, unsicherer Gang, Rumpfataxie.

Röntgenleeraufnahmen des Schädels: Zirbelkalk nach vorne verlagert.

Luftenzephalogramm: mäßiger Hydrocephalus internus bds. ohne Verlagerung.

Vertebralisangiogramm: abnorme Gefäße in der Gegend der Lamina quadrigemina.

Therapie: Torkildsensche Drainage.

Postoperativ Meningitis mit sehr niedrigen Liquorzuckerwerten. Exitus nach 2 Monaten.

Autopsie: kleines Pinealom mit Metastasen im Hinterlappen der Hypophyse.

Obwohl die Vertebralisangiographie bei den mesodienzephalen Tumoren gewisse Anhaltspunkte für die Artdiagnose bietet, hat die Ventrikulographie entscheidendere Bedeutung, weil nur sie die Frage, ob die Liquorpassage frei oder verschlossen ist, beantworten kann. Die Vertebralisangiographie kann als zusätzliche Untersuchung in gewissen Fällen empfohlen werden.

B. Subtentorielle Tumoren

Wir unterscheiden aus didaktischen Gründen die subtentoriellen Tumoren im

1. Kleinhirnbrückenwinkel,
2. Kleinhirnwurm und Kleinhirnhemisphären,
3. Pons und in der Medulla oblongata.

1. Kleinhirnbrückenwinkeltumoren

a) Akustikusneurinom

Da die Operationsmortalität dieser Tumoren auch heute noch hoch ist, indem die Patienten erst nach beträchtlicher Größenzunahme des Tumors, resp. Einwachsen in die Brücken-Oblongata-Gegend zur Behandlung kommen, stellt sich die Frage, ob sich diese Tumoren nicht frühzeitiger durch neue Untersuchungsmethoden erfassen lassen; ob beispielsweise durch die Vertebralisangiographie frühzeitig kleine Tumoren auch artdiagnostisch festzustellen sind. Klinisch-neurologisch läßt sich die Frage nicht *immer eindeutig* entscheiden, ob ein nicht vollständig entwickeltes Kleinhirnbrückenwinkelsyndrom durch ein Akustikusneurinom, durch eine Ménièresche Krankheit, durch eine Arachnoiditis oder eine Multiple Sklerose bedingt ist.

Aus einer Reihe von 159 Akustikusneurinomen wurde in 36 Fällen eine Vertebralisangiographie ausgeführt; bei 24 Fällen waren die für die Akustikustumoren typischen ellipsoiden Tumorkapselgefäße zu sehen. In 3 Fällen, bei welchen die sonstigen Symptome und Befunde keine sicheren Anhaltspunkte gegeben hatten, war die Angiographie für die Diagnose entscheidend. In 2 Fällen handelte es sich um beidseitige Akustikusneurinome, von

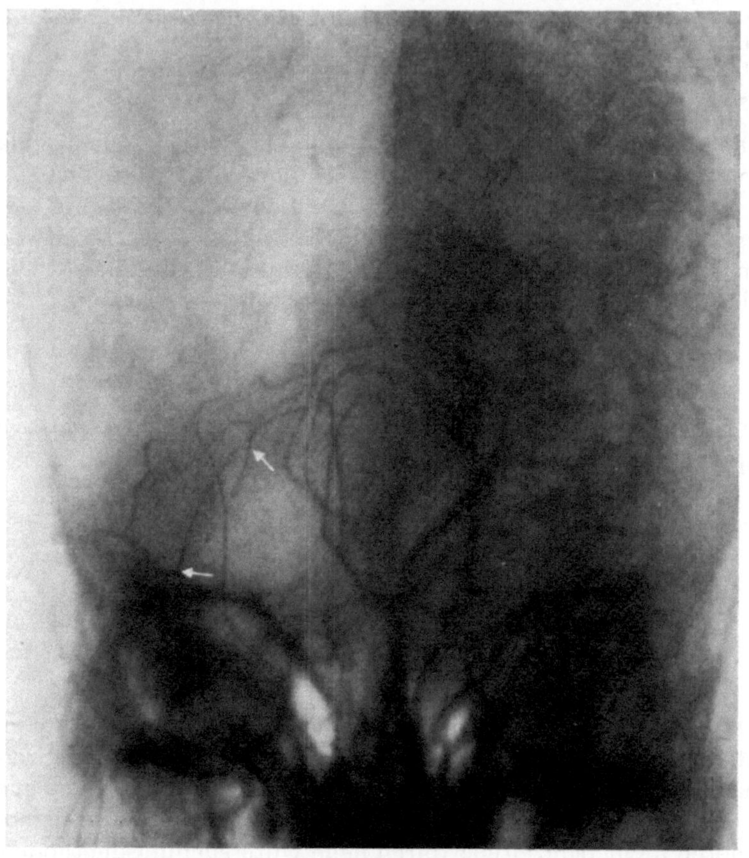

Abb. 25. Akustikusneurinom rechts: bogenförmig gespannte abnorme Gefäße (Pfeile) über dem Felsenbein.

welchen wir aber nur in einem Fall die Doppelseitigkeit des Tumors angiographisch in der a.-p.-Aufnahme feststellen konnten. In 12 weiteren Fällen war der Befund auf den Arteriogrammen enttäuschend, indem wir präoperativ nicht zwischen pathologischen Gefäßen und Knochenstrukturen des Felsenbeines unterscheiden konnten. 4mal handelte es sich um besonders kleine, 4mal jedoch

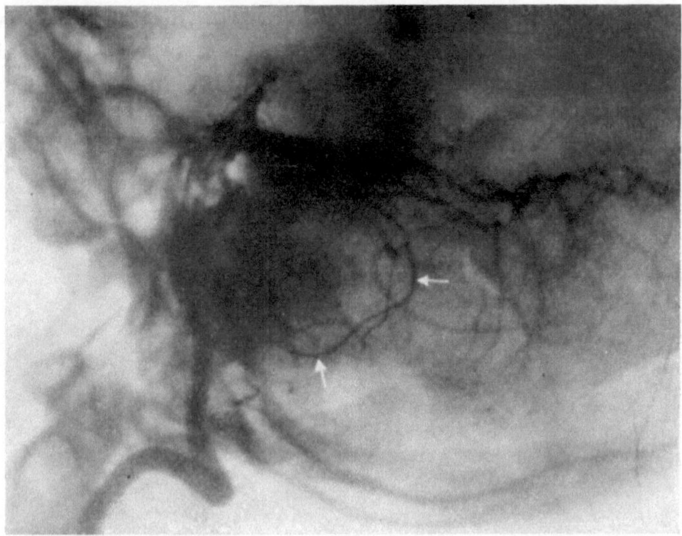

Abb. 26a. Akustikusneurinom: das Vertebralisangiogramm zeigt tumorbegrenzende Kapselgefäße (Pfeile).

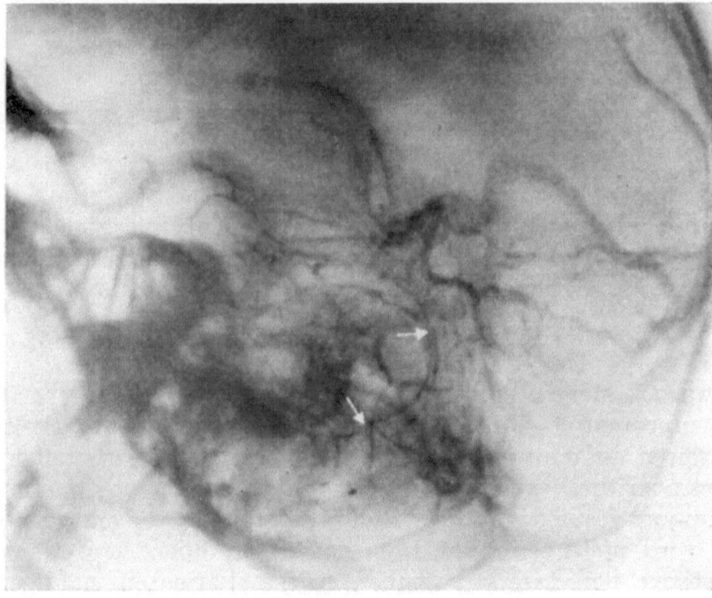

Abb. 26b. Venöse Phase des Vertebralisangiogrammes: abnormer Verlauf der zerebellären Venen (Pfeile).

um walnußgroße Tumoren. In 4 Fällen erkannten wir die pathologischen Verhältnisse auf den Angiogrammen erst postoperativ.

Die Frage, ob man einen Akustikustumor im Anfangsstadium mit unvollständigen, dürftigen Symptomen, also frühzeitig arteriographisch diagnostizieren könne, müssen wir leider verneinend beantworten. Tumoren, welche kleiner als eine Kirsche sind, lassen sich zwischen den Strukturen des Felsenbeines, vor allem jenen

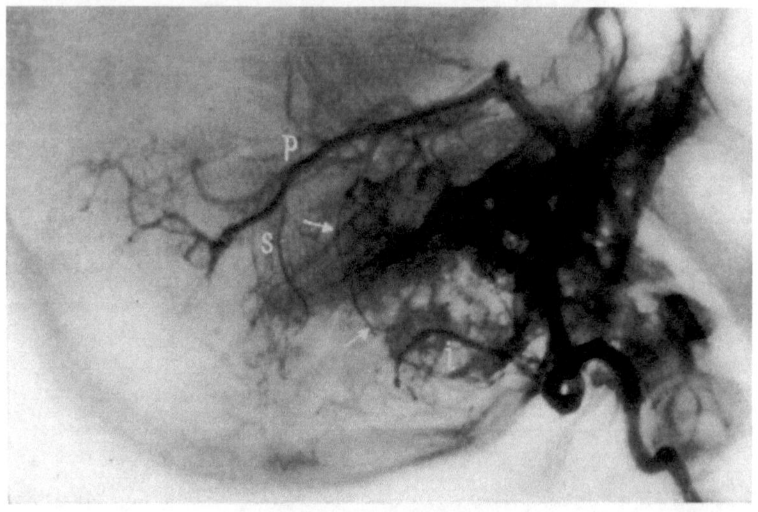

Abb. 27. Linksseitiges Akustikusneurinom: tumorbegrenzende Kapselgefäße (Pfeile). Verlagerung der Aa. cerebellares superiores (s) und Aa. cerebrales posteriores kranialwärts (p). Abnormer Verlauf der A. cerebellaris inferior posterior (i).

des Proc. mastoideus und seiner Zellen nicht mit Sicherheit erkennen. Bei solchen Fällen führen die genaue Anamnese, die neurologischen, otologischen und Liquorbefunde eher zum Ziel.

Bilaterales Akustikusneurinom

Etwa 2% der Akustikustumoren sind bilateral gelegen. Wenn die Symptomatologie beider Seiten sich gleichzeitig entwickelt, was aber selten der Fall ist, wird die Diagnose leichter zu stellen sein. Fehlen aber diesbezügliche Anhaltspunkte, bleibt die Entwicklung des Tumors respektive seiner Symptomatologie auf einer Seite zurück, wird nicht selten die Doppelseitigkeit übersehen. Nach den Statistiken der Literatur haben solche Patienten häufiger ein jugendliches Alter. Die neurologischen und die üblichen röntgenologischen Befunde ergeben manchmal keine Anhaltspunkte für die

Doppelseitigkeit des Tumors. Die Vertebralisangiographie verspricht hier wichtige Hinweise zu geben, vor allem in der a.-p.-Position und den halbschrägen seitlichen Aufnahmen, weil auf den seitlichen Aufnahmen die pathologischen Gefäße sich aufeinander-

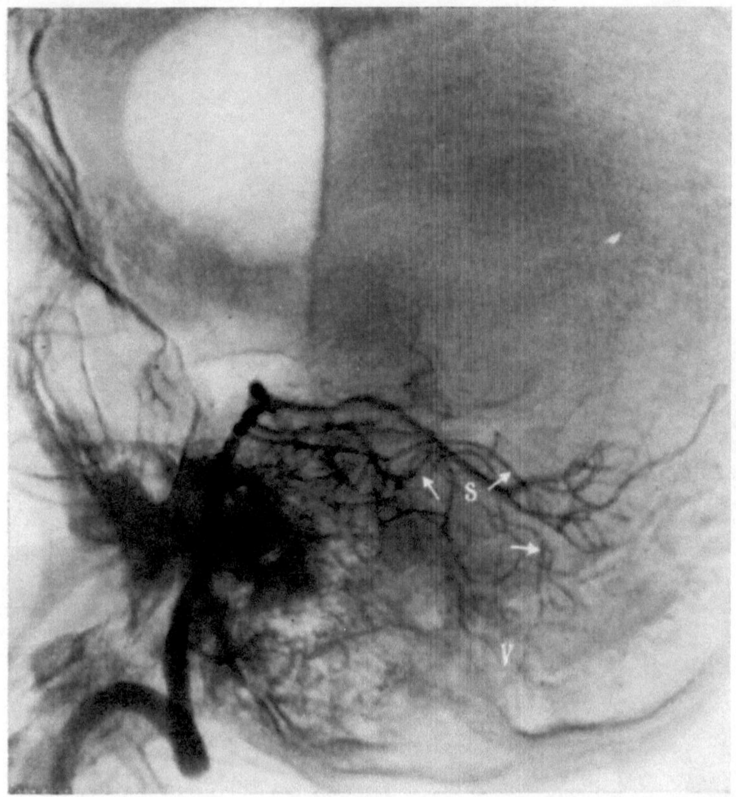

Abb. 28. Akustikusneurinom. Bessere Darstellung der Kleinhirngefäße durch Subtraktionsmethode. A. cerebellaris superior (s) nach oben verlagert (Pfeile). Verlagerung der Aa. vermis (v). Sehr feine pathologische Gefäße in der Gegend des Kleinhirnbrückenwinkels.

projizieren würden, und in einem kleinen Raum lassen sie sich auch stereoskopisch nicht auseinanderhalten.

In unserem Krankengut sind 5 bilaterale Akustikusneurinome vorhanden, wobei die neurologisch-röntgenologischen Befunde bei 2 Fällen die Doppelseitigkeit des Tumors präoperativ vermuten ließen. Bei 1 Fall wurde die Arteriographie erst nach der Operation einer Seite vorgenommen, worauf auf der Gegenseite der Tumor zur Darstellung kam.

b) Kombiniertes Vorkommen von Neurinom und Meningeom

Bei der Neurofibromatosis von Recklinghausen können multiple Neurinome und Meningeome des Zentralnervensystems

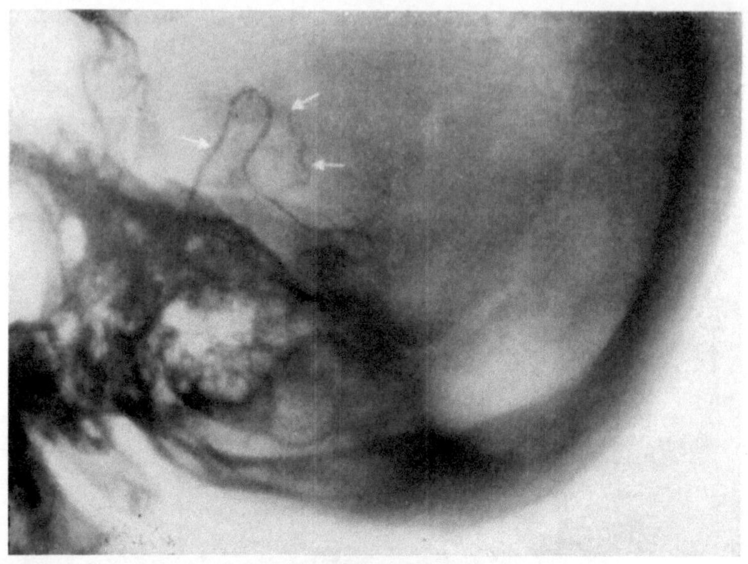

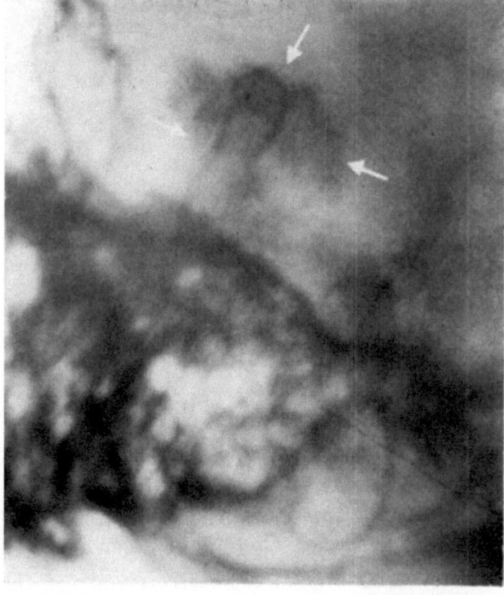

Abb. 29a. Pyramidenförmiger Kalkschatten über dem Klivus. Verlagerung der A. basialis nach hinten. Abnormer Verlauf der A. cerebellaris superior.

Abb. 29b. In der kapillären Phase kommt es zu einer deutlichen Tumoranfärbung (Histologie: Meningeom).

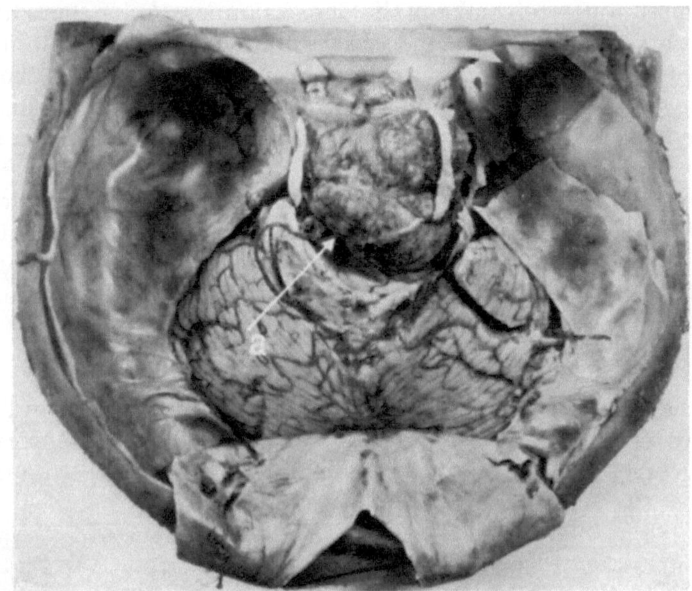

Abb. 29c

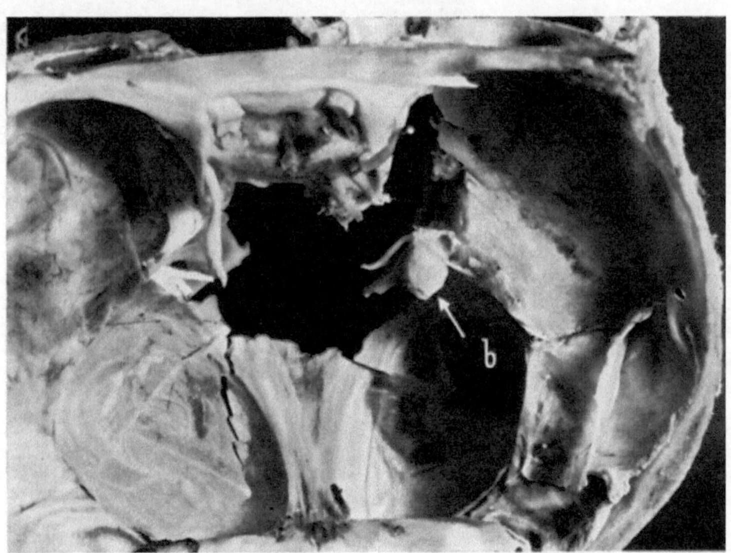

Abb. 29d

Abb. 29c—d. Autopsiebefund: kombiniertes Vorkommen eines Klivus-Meningeoms (Pfeil a) mit einem Akustikusneurinom (Pfeil b).

kombiniert auftreten. Wenn in der Anamnese keine hereditären Hinweise vorhanden sind und Hauttumoren fehlen, und wenn bei der neurologischen Untersuchung die Symptome eines Tumors überwiegen, wird die Diagnose kaum zu stellen sein. Selbst die Röntgenuntersuchungen können irreführend sein, wie wir es in unseren 2 Fällen erlebten. Beide Patientinnen wiesen keine Hauttumoren auf und in der Familie kamen keine weiteren Fälle von Neurofibromatose vor. Die Vertebralisangiographie deckte in einem Fall ein Klivusmeningeom auf, während das kirschgroße Akustikusneurinom erst bei der Autopsie festgestellt wurde.

c) Meningeom

Die häufigsten Tumoren des Kleinhirnbrückenwinkels sind nach den Neurinomen die Meningeome. Nicht alle subtentoriellen Meningeome haben aber ihren Sitz an dieser Stelle. In unserer

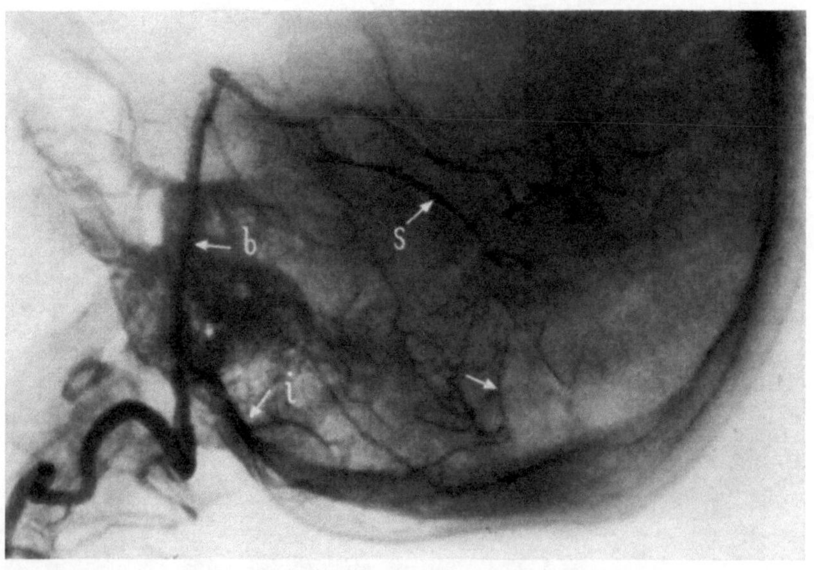

Abb. 30. Meningeom im rechten Kleinhirnbrückenwinkel von 5,5 × 4,5 cm Größe. Eindeutige Verlagerung von sämtlichen subtentoriellen Gefäßen. A. basialis (b) gestreckt und an Klivus angepreßt, A. cerebellaris inferior posterior (i) nach unten, A. cerebellaris superior (s) bogenförmig nach oben verlagert. Zahlreiche pathologische Gefäße begrenzen den Tumor.

Klinik wurden 28 Meningeome beobachtet, von denen 12 primär im Kleinhirnbrückenwinkel, 5 primär im Bereiche der Pyramidenspitze gelegen waren, 3 nahmen ihren Ursprung von der mittleren Schädelgrube, durchwucherten das Felsenbein und wuchsen se-

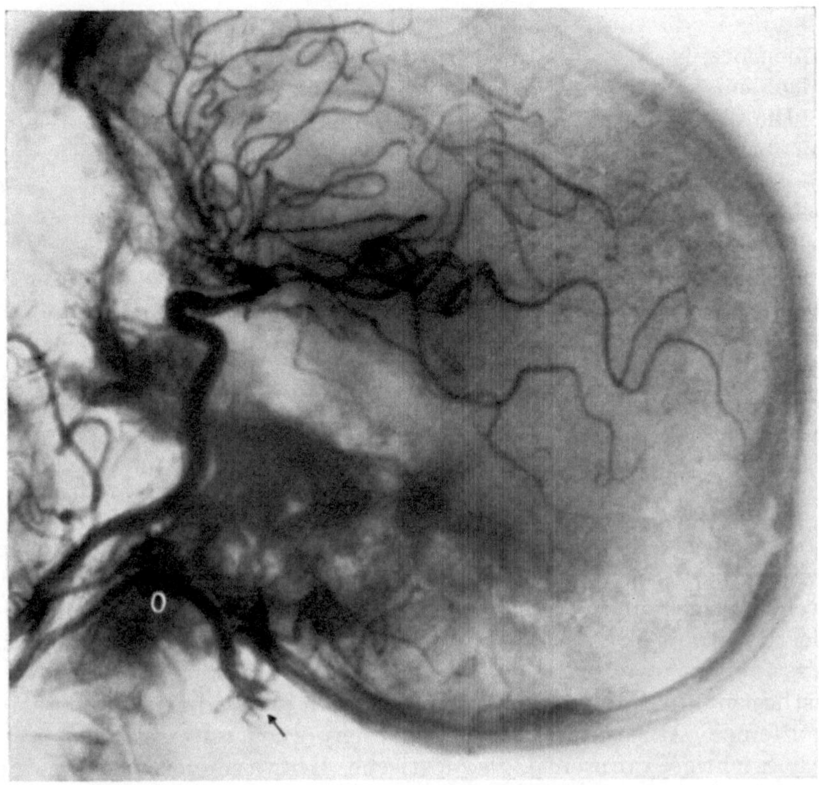

Abb. 31a. Meningeom am Foramen occipitale magnum, dargestellt bei der Karotisangiographie über die Anastomosen der A. occipitalis (o) zur A. vertebralis am Sulcus atlantis (Pfeil).

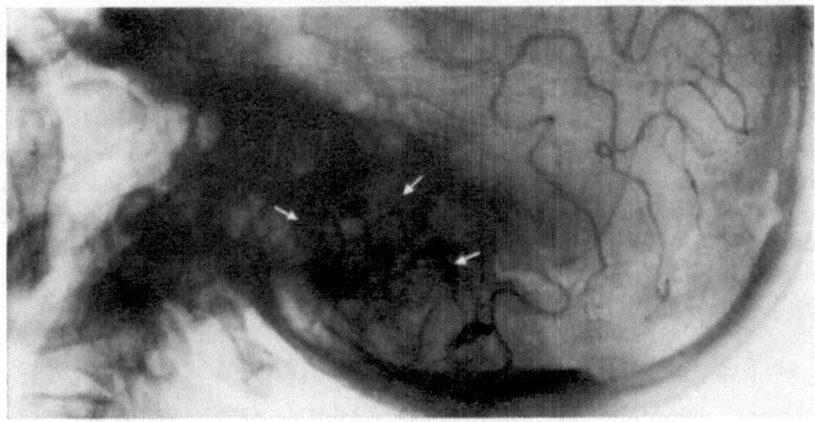

Abb. 31b. Kapilläre Phase. Bessere Darstellung des Tumors (Pfeile).

kundär in die hintere Schädelgrube, 2 lagen im Bereiche des Foramen occipitale magnum, 6 befanden sich im Bereiche der Kleinhirnhemisphären und des Kleinhirnwurms.

Die Anamnese und die neurologischen Symptome der im Kleinhirnbrückenwinkel gelegenen Tumoren sind meistens gleich wie diejenigen eines Akustikusneurinoms, so daß die Differentialdiagnose selten präoperativ gestellt werden konnte. Diese Tatsache spielt jedoch für das therapeutische Vorgehen keine große Rolle.

Die Vertebralisangiographie wurde bei 5 Patienten vorgenommen. Bei allen sahen wir die für die Kleinhirnbrückenwinkeltumoren typische ellipsoide Begrenzung der Tumorkapsel, welche sich auf die Strukturen des Felsenbeines projiziert. Nur 3mal konnten wir aus dem Gefäßreichtum ein Meningeom vermuten, bei 2 Fällen hingegen nahmen wir ein Akustikusneurinom an.

d) Umschriebene Arachnoiditis

Fast ebenso häufig wie die Meningeome kommt die umschriebene Arachnoiditis mit oder ohne Zyste im Kleinhirnbrückenwinkel vor, welche auch ein Kleinhirnbrückenwinkelsyndrom bedingt und in der Regel mit Perzeptionsschwerhörigkeit oder Taubheit, Tinnitus, Vestibularisstörung, Schwindel, Spontannystagmus, Gesichtsparästhesien und -lähmungen und zerebellären Symptomen präoperativ von einem Akustikusneurinom sich schwerlich unterscheiden läßt. Als wichtige differentialdiagnostische Hinweise gelten zwar die Kürze der Anamnese, frühzeitiges Auftreten des Schwindels, normaler Liquoreiweißgehalt, mit eventueller leichter Zellvermehrung, normale Befunde in den Röntgenaufnahmen, vor allem des Meatus acusticus internus. Daß aber die Akustikusneurinome zuweilen gleiche Verhältnisse aufweisen können, ist nicht außer acht zu lassen. Die zisternale Luftenzephalographie und die Ventrikulographie bieten keine signifikanten Befunde.

Bei unseren 9 Fällen wurde 3mal eine Arteriographie vorgenommen, wobei man lediglich zweimal einen raumfordernden Prozeß im Kleinhirnbrückenwinkel ohne pathologische Gefäße feststellen konnte, was auch bei anderen Tumoren dieser Gegend der Fall sein kann. In therapeutischer Hinsicht spielt jedoch diese artdiagnostische Unsicherheit keine bedeutende Rolle, weil die Exploration auf jeden Fall vorzunehmen ist.

e) Seltene Tumoren des Kleinhirnbrückenwinkels

Unter seltenen Tumoren des Kleinhirnbrückenwinkels sind Neurinome, der anderen Hirnnerven (N. V, VI, IX, X, XII) und

Meningeome, Dermoide, Cholesteatome, vom Mittelohr unabhängige Epidermoidzysten, Glomustumoren, Angioblastome und Tuberkulome aufzuführen.

a) Neurinom des N. trigeminus

Das Trigeminusneurinom äußert sich einerseits in Gefühlsstörungen und Schmerzzuständen im Ausbreitungsgebiet der drei Trigeminusäste und andererseits in einem mehr oder weniger ausgeprägten Doppelsehen nach der Seite. Die Destruktion der Pyramidenspitze, welche man einwandfrei in der Röntgenaufnahme erkennen kann, ist für das Trigeminusneurinom charakteristisch. LOEW und TÖNNIS sind der Ansicht, daß man im allgemeinen auf die Anwendung von Röntgenkontrastmittelaufnahmen verzichten kann. Diese Tumoren können sich aber gelegentlich sanduhrförmig sowohl in die mittlere Schädelgrube, als auch in den Kleinhirnbrückenwinkel ausdehnen, so daß die Differenzierung gegenüber einem Akustikusneurinom unmöglich wird. LINDGREN veröffentlichte im Handbuch der Neurochirurgie das Vertebralisangiogramm

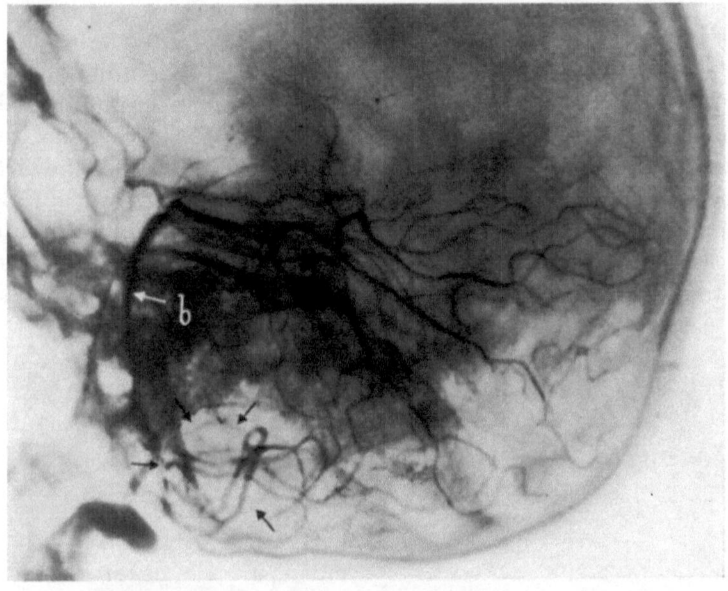

Abb. 32. Hypoglossus-Meningeom rechts: A. cerebellaris inferior posterior liegt breitschenkelig am Foramen occipitale magnum. Tumorbegrenzende Äste der A. cerebellaris inferior posterior (Pfeile). A. basialis (b) stark frontalwärts an Klivus verdrängt (Pfeil).

eines Trigeminusneurinoms auf dem die A. basialis im oralen Abschnitt stark verlagert war. Unter unseren 5 Fällen wurde bei einem Fall die Vertebralisangiographie vorgenommen, welche pathologische Gefäße über dem Felsenbein zeigte.

β) Neurinom und Meningeom des N. hypoglossus

Bei unseren 2 Fällen handelte es sich einmal um ein Neurinom (Vertebralisangiographie unauffällig), einmal um ein Meningeom (Vertebralisangiographie verdächtig).

f) Glomustumor

Die Differentialdiagnose gegenüber anderen Kleinhirnbrückenwinkeltumoren ist glücklicherweise bei diesem sehr gefäßreichen Tumor präoperativ zu stellen, indem bei der otoskopischen Untersuchung meistens Tumorgewebe gefunden wird, ferner bewirken sie im Frühstadium der Krankheit eine Mittelohrschwerhörigkeit und eine periphere vestibuläre Läsion. Das in der Regel vorhandene Ohrensausen ist sehr ausgesprochen und pulssynchron. Die Felsenbeinaufnahmen zeigen einen Knochendefekt an der Basis der Felsen-

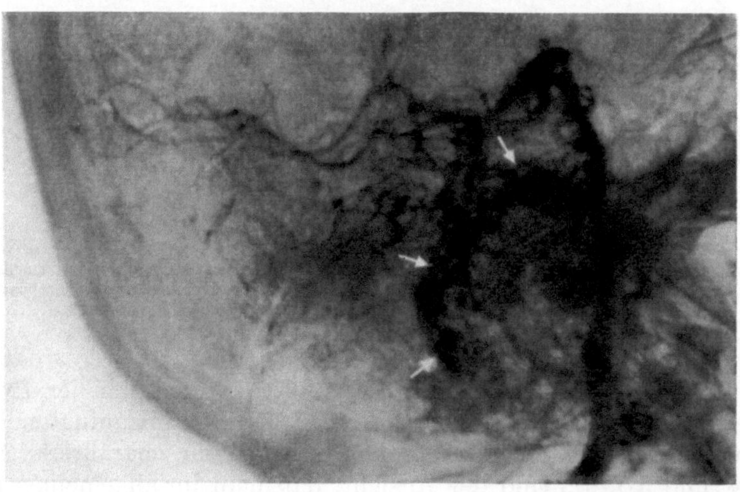

Abb. 33. Glomustumor im Kleinhirnbrückenwinkel. Bei der Substraktionsmethode treten die Knochenschatten zurück, die Gefäße hervor. Starke Vaskularisation des Tumors (Pfeile).

beinpyramide im Bereiche des Foramen jugulare. Unsere 2 Fälle zeigten im Vertebralisangiogramm außergewöhnlichen Gefäßreichtum.

g) Dermoid

Unsere 2 Fälle wiesen anamnestisch und neurologisch typische Befunde eines Kleinhirnbrückenwinkeltumors auf. Die Felsenbeinaufnahmen waren bei beiden unauffällig. Das Liquoreiweiß war

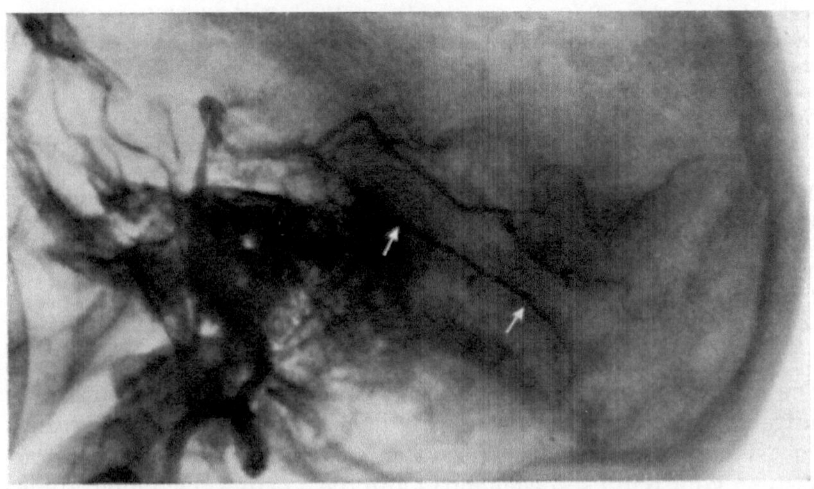

Abb. 34. Dermoid im linken Kleinhirnbrückenwinkel. Gestreckter Verlauf der A. cerebellaris superior (Pfeile), sonst keine sicheren pathologischen Befunde. Die tumorbegrenzenden Gefäße lassen sich erst bei stereoskopischer Betrachtung von den Knochenstrukturen des Felsenbeines abheben.

nicht erhöht. Die Vertebralisangiographie wurde bei einem Patienten vorgenommen. Man sah einen gefäßarmen, raumfordernden Prozeß im Kleinhirnbrückenwinkel wie bei einem Akustikusneurinom. Präoperativ wurde in diesen Fällen wegen des normalen Liquorbefundes ein Dermoid vermutet. Die Operation bestätigte beide Male die Diagnose.

h) Epidermoid

Die Anamnese und die Symptomatologie dieser seltenen Tumoren, welche sich gelegentlich unabhängig vom Mittelohr isoliert im Kleinhirnbrückenwinkel entwickeln, lassen sich von denjenigen eines Akustikustumors nicht unterscheiden. Bei unseren 3 Patienten wurde die Artdiagnose erst bei der Operation gestellt. Eine Vertebralisangiographie wurde bei unseren Fällen nicht gemacht. Bestimmte artdiagnostische Hinweise sind bei diesen Tumoren arteriographisch nicht zu erwarten. Bei Cholesteatomen konnten Lindgren und Namin eine deutliche Abhebung der A. basialis vom Klivus angiographisch nachweisen.

i) Angioblastom

Das Angioblastom kommt in dieser Lokalisation sehr selten vor. Wir sahen 2 Fälle.

Fall 2: 59j. Frau, Heredität o. B., leidet seit 6 Monaten unter Kopfschmerzen, Schwindel, Gangunsicherheit. Sausen im rechten Ohr und Gehörsabnahme rechts, Parästhesien in der rechten Gesichtshälfte.

Objektiv: Papillenödem bds., leichte Abducens-Parese rechts, Horizontalnystagmus beim Blick nach links. Gangunsicherheit, positiver Romberg, Hyperreflexie links, Babinski links positiv.

Schädelleeraufnahmen: Atrophie des Dorsum sellae.

Ventrikulogramm: Hydrocephalus internus ohne Verlagerungszeichen, aber Aquädukt und IV. Ventrikel fehlen.

Vertebralisangiographie: Gefäßreicher Tumor im rechten Kleinhirnbrückenwinkel (siehe Abb. 46). Es wurde an ein Meningeom gedacht. Bei der Operation kam ein teils zystischer, teils solider Tumor im oralen Abschnitt des rechten Kleinhirnbrückenwinkels zum Vorschein.

Histologie: Angioblastom.

k) Chondrom

Die Knorpelgeschwülste der Schädelbasis ergeben bisweilen Kalkschatten in den gewöhnlichen Schädelleeraufnahmen. Dieser Befund ist aber nicht konstant. Bei subtentorieller Lokalisation (meistens vom Klivus ausgehend) kann die Vertebralisangiographie wertvolle Befunde bieten, weil die A. basialis durch den Tumor deutlich vom Klivus abgehoben wird, wie LINDGREN und NAMIN in ihren Fällen zeigen konnten. Eine ausführliche Besprechung unserer Fälle findet sich in der Arbeit von KLINGLER.

2. Tumoren des Kleinhirns

Wie das Kleinhirn histogenetisch und histologisch eine Sonderstellung einnimmt, so zeigt es an sich in onkologischer Hinsicht manche eigenartige und für diesen Hirnteil charakteristische Züge (HENSCHEN, F.). Unter den Kleinhirntumoren dominieren 3 Arten: das Medulloblastom und das Angioblastom, deren Vorkommen außerhalb des Kleinhirns von vielen Autoren bezweifelt wird, und schließlich das sogenannte Astrozytom des Kleinhirns, welches von ZÜLCH unter dem Namen Spongioblastom aufgeführt wird. Plexuspapillome, Oligodendrogliome, Ependymome kommen eher selten, die Glioblastome sehr selten vor. Fibrome, Sarkome, Chondrome, Lipome, Osteome und Chordome sind Raritäten.

Die Medulloblastome, Astrozytome und Angioblastome sowie andere Gliome kommen mehr im Bereiche der Kleinhirnhemisphäre und des Wurmes vor. Sie können aber über Bindearme in die Brücke oder in das verlängerte Mark infiltrieren oder primär an diesen letztgenannten Stellen auftreten. Die primär in der Brücke und im verlängerten Mark auftretenden Tumoren werden wir wegen der besonderen Symptomatologie erst in den entsprechenden Kapiteln besprechen.

a) Medulloblastom

Diese hochmaligne, prognostisch infauste Tumorart kommt fast gleich häufig vor wie die Astrozytome und die Angioblastome,

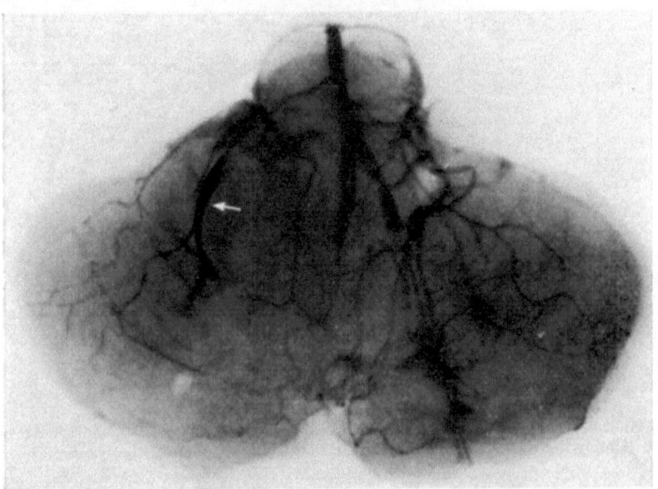

Abb. 35a. Angiographie am Autopsiematerial: Medulloblastom des Kleinhirnwurmes mit paramedianer Ausdehnung nach rechts: keine Tumoranfärbung, aber deutliche Gefäßverlagerung.

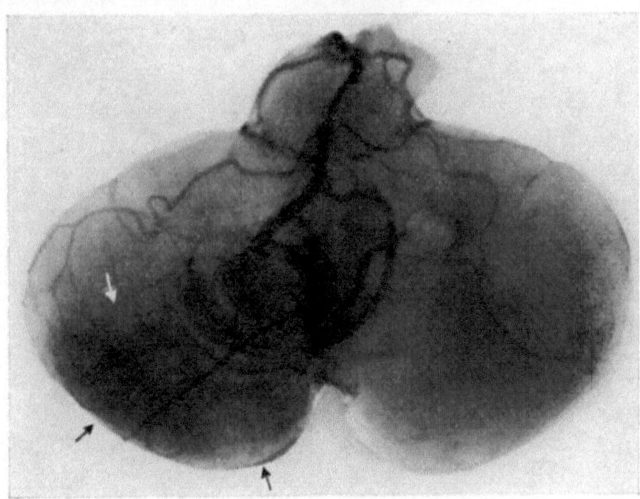

Abb. 35b. Angiographie am Autopsiematerial: angefärbtes Medulloblastom des rechten Kleinhirns. Sehr feine Tumorgefäße, welche auf den Vertebralisangiogrammen nicht zu erkennen wären.

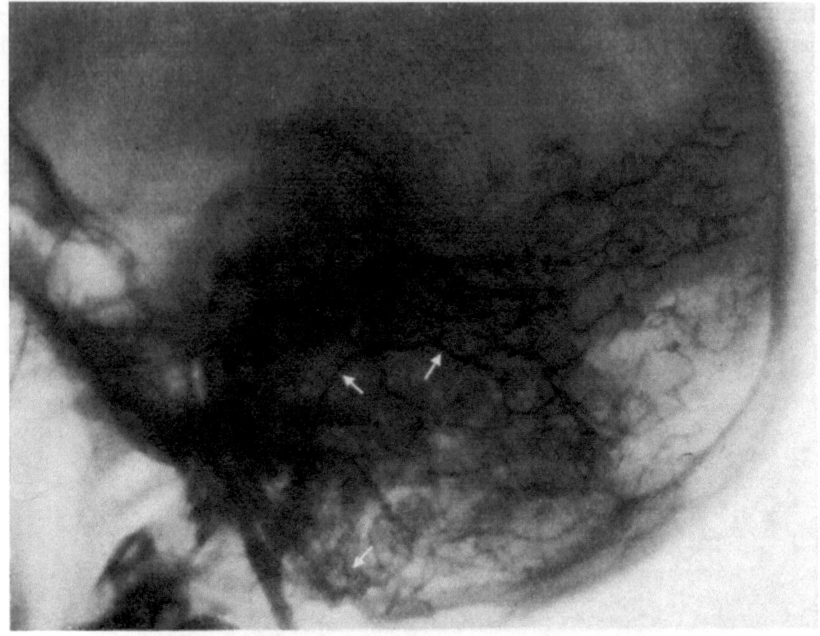

Abb. 36. Medulloblastom des linken Kleinhirns; starke Verdrängung der Kleinhirnarterien um den Tumor, pathologische Gefäße begrenzen den großen Tumor (Pfeile).

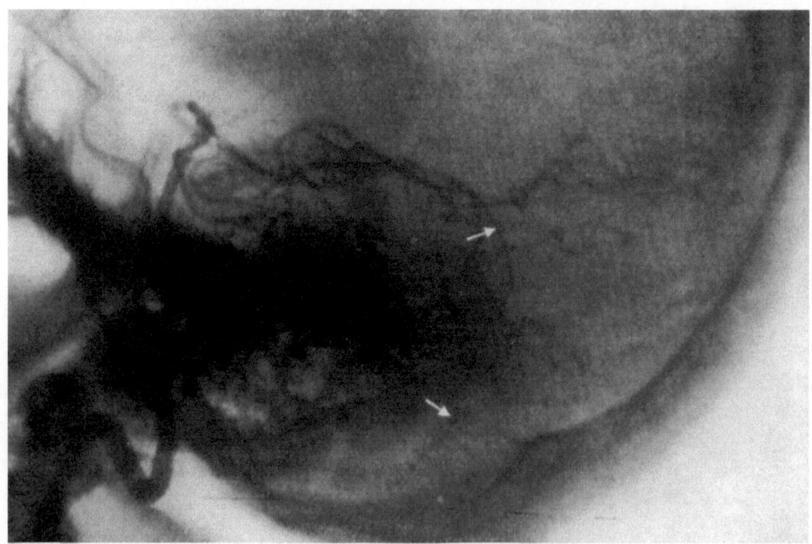

Abb. 37. Vermis-Medulloblastom: Verdrängung der Äste der A. cerebellaris inferior posterior und A. cerebellaris superior bogenförmig (Pfeile) um den Tumor.

welche ausgesprochen gutartige und prognostisch sehr günstige Tumoren sind. Da die Symptomatologie dieser Tumorarten in mancher Beziehung einander sehr ähnelt, ist es das Bestreben des Neurochirurgen, sie differentialdiagnostisch möglichst präoperativ auseinanderzuhalten.

Die Vertebralisangiographie wurde bei 14 Fällen vorgenommen. Wir wollten vor allem feststellen, ob diese Untersuchung durch typische Anfärbung eine Artdiagnose erlaubt.

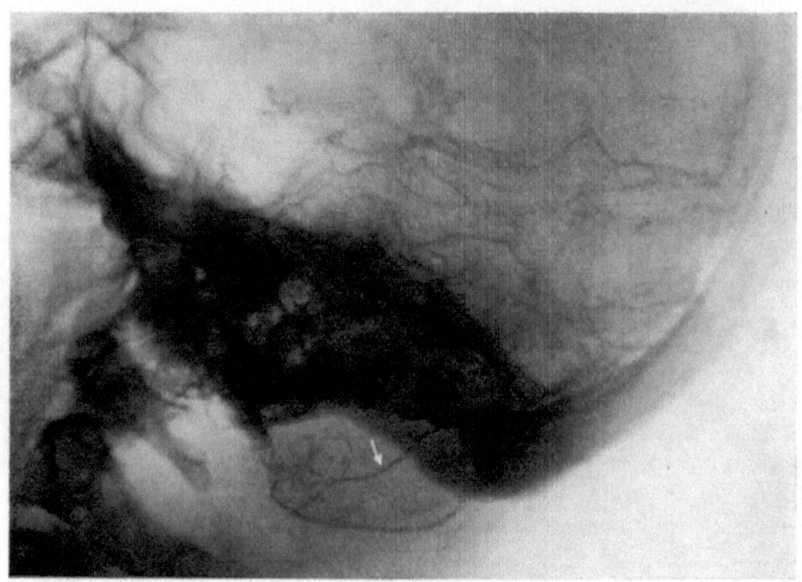

Abb. 38. Tumorrezidiv bei Vermis-Medulloblastom (Pfeile).

Bei 11 Fällen sahen wir lediglich eine deutl'che Verdrängung der zerebellären Gefäße, der A. cerebellaris inferior posterior nach unten. Pathologische Gefäße sahen wir 4mal. Bei 2 Patienten mit nicht operiertem Medulloblastom haben wir nach dem Tode das Kleinhirn angiographiert und sahen ebenfalls einmal pathologische Gefäße und einmal nur eine Verlagerung der Gefäße.

b) Astrozytom

Diese ausgesprochen gutartigen, prognostisch sehr günstigen Geschwülste des Kleinhirns machen 9,4% aller Hirngliome aus.

Bei 8 Astrozytomfällen wurde eine Vertebralisangiographie vorgenommen, wobei man in allen Fällen eine deutliche Verdrängung der subtentoriellen Gefäße um einen gefäßarmen Bezirk sah. Wie die Astrozytome des Großhirns weisen auch die subtentoriellen Astrozytome keine typische pathologische Anfärbung auf, so daß arteriographisch nur unter Berücksichtigung der Anamnese eine Artdiagnose gestellt werden kann.

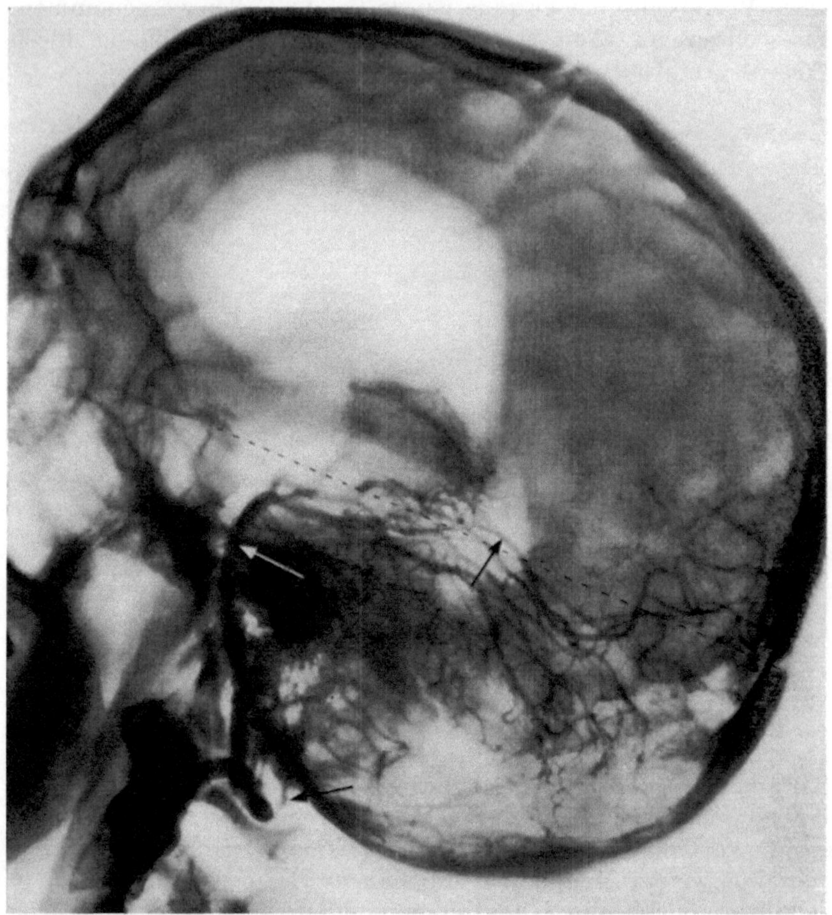

Abb. 39. Großzystisches Astroblastom der Kleinhirnhemisphäre (operativ und histologisch bestätigt). Keine Anfärbung. Verdrängung der subtentoriellen Arterien (Pfeile).

Die Vertebralisangiographie könnte bei großzystischen Astrozytomen mit großem gefäßleerem Bezirk einen gewissen diagnostischen Anhaltspunkt gegenüber den nicht zystischen Medulloblastomen geben. Bei kleinzystischen Astrozytomen wird auch diese Untersuchungsmethode differentialdiagnostisch versagen.

c) Oligodendrogliom

Die Oligodendrogliome kommen im subtentoriellen Raum sehr selten vor. F. Henschen konnte in der einschlägigen Literatur nur 12 Fälle zusammenstellen. In unserem Krankengut sind 3 Fälle vorhanden. Eine Vertebralisangiographie wurde in keinem Fall ausgeführt.

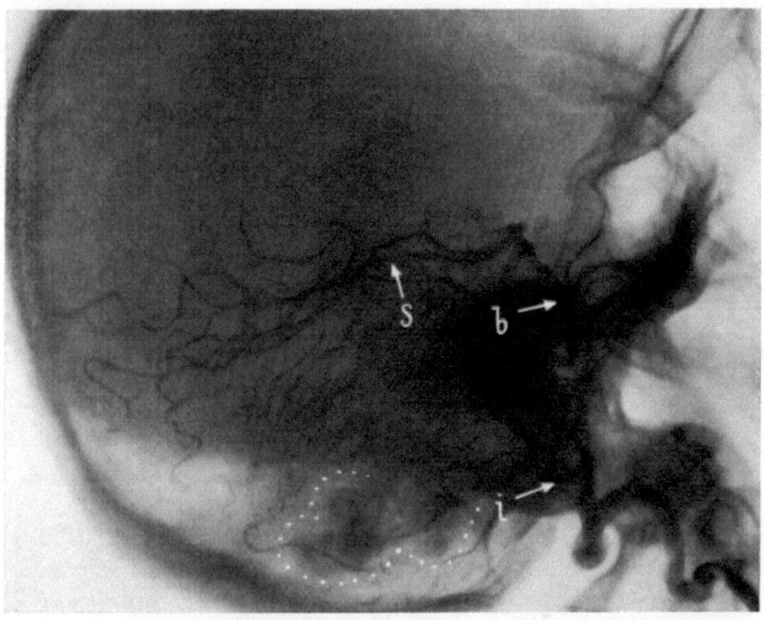

Abb. 40. Großzystisches Astrozytom der linken Kleinhirnhemisphäre. Kalkschatten (punktiert). Verdrängung der A. cerebellaris inferior posterior (i) nach unten, der Aa. cerebellares superiores (s) nach oben, der A. basialis (b) nach vorne. Keine *Tumoranfärbung*.

d) Ependymom

Die Ependymome haben ihren bevorzugten Sitz an den Wänden des IV. Ventrikels, wo sie fast immer auf dem Boden der Rautengrube sitzen und mit der Zeit den IV. Ventrikel vollständig ausfüllen. Sie können aber auch lateralwärts in den Recessus lateralis und kaudalwärts in die Cisterna cerebellomedullaris hineinwachsen. Das Krankheitsbild wird häufig von den zerebellären Symptomen beherrscht, während die bulbopontinen Symptome auffallend wenig vorhanden sind. Bei lateralwärts auswachsenden Ependymomen kann gelegentlich ein klassisches Kleinhirnbrückenwinkelsyndrom beobachtet werden. Während die Ependymome im supratentoriellen Raum häufig im Jugendalter auftreten, kommen sie in subtentorieller Lage auch bei Erwachsenen vor.

Die Vertebralisangiographie wurde bei 5 Fällen gemacht. Bei allen 5 Fällen war eine eindeutige Verlagerung der Gefäße und das Sichtbarwerden von pathologischen Gefäßen festzustellen. Dieser Befund erlaubt aber keine Differentialdiagnose, ob es sich um ein Medulloblastom oder Ependymom handelt.

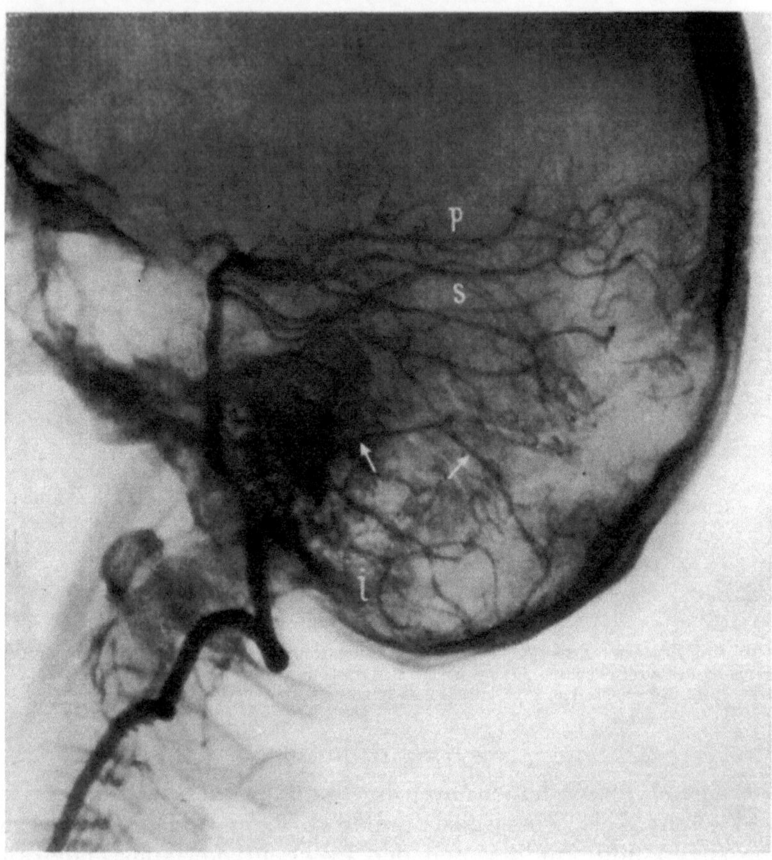

Abb. 41a. Ependymoblastom des Kleinhirnwurmes: raumfordernder Prozeß (Pfeile), Verdrängung der Äste der A. cerebellaris inferior posterior (i), der Aa. cerebellares superiores (s) und der A. cerebralis posterior (p). Einzelne feine Tumorgefäße sind sichtbar.

e) Plexuspapillom

Diese Tumoren, welche ihren Ausgang vom Plexus chorioideus nehmen, kommen häufig im IV. Ventrikel vor, wo sie vom Dach des kaudalen Teiles ausgehen (Zülch). Der IV. Ventrikel wird durch den Tumor ausgefüllt, wobei Tumorzapfen in den lateralen

Rezessus oder zwischen den Kleinhirntonsillen in die Cisterna cerebellomedullaris hineinwachsen können.

Unsere Fälle bestätigen die Ansicht von ZÜLCH, daß die Plexuspapillome der Seitenventrikel vorwiegend bei den Kindern, diejenigen des IV. Ventrikels bei Erwachsenen häufiger vorkommen.

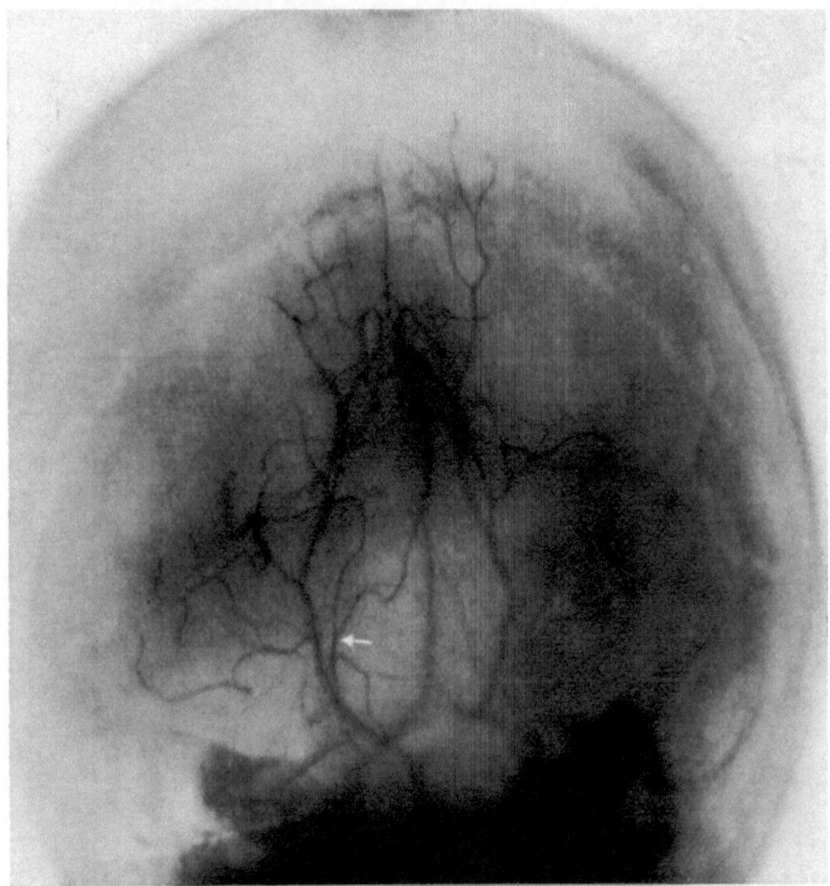

Abb. 41 b. Ependymoblastom des Kleinhirnwurmes. Laterale Verlagerung der Vermisäste der A. cerebellaris inferior posterior (Pfeile).

Die Anamnese und die neurologischen Befunde erlauben keine Artdiagnose. Eine Vertebralisangiographie wurde bei 4 Patienten vorgenommen. 3mal waren nebst Gefäßverlagerung feine pathologische Gefäße zu sehen, während bei einem Fall lediglich eine Gefäßverlagerung zu erkennen war.

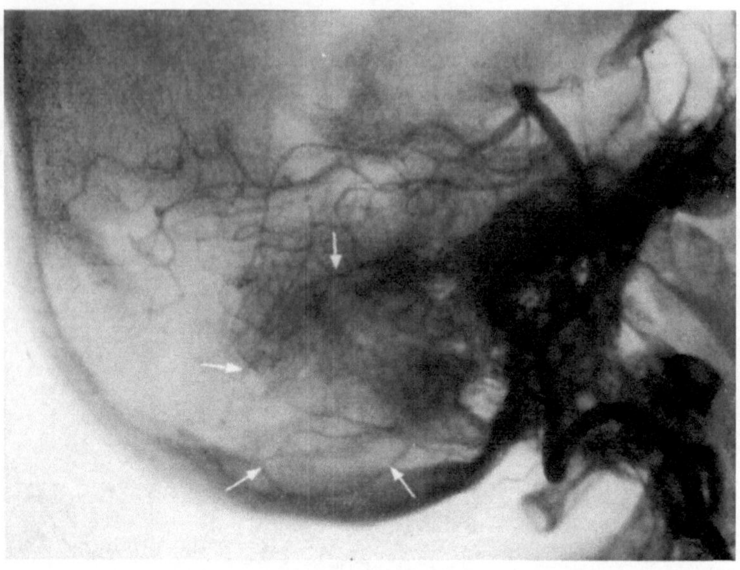

Abb. 42. Plexuspapillom des IV. Ventrikels, histologisch bestätigt. Eindeutige Verlagerung der Endäste der A. cerebellaris inferior posterior und feine Tumoranfärbung (Pfeile).

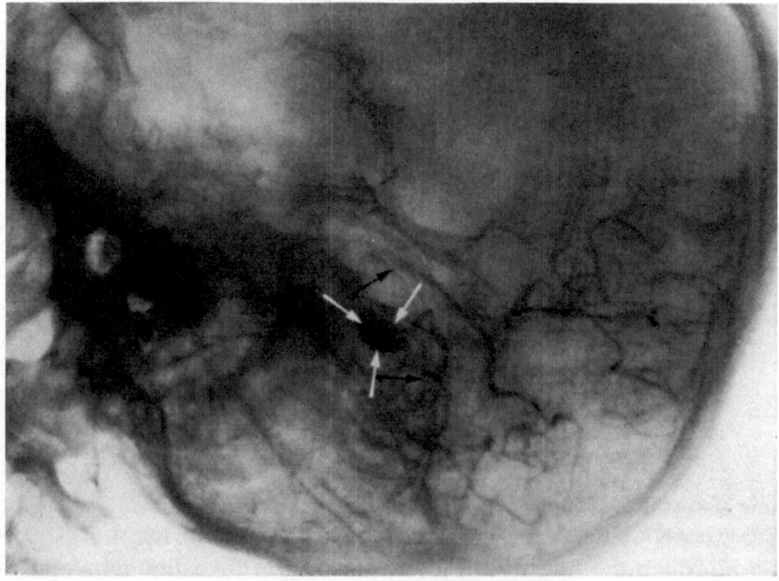

Abb. 43. Angioblastom mit Tumorknoten (weiße Pfeile). Die schwarzen Pfeile zeigen die Verdrängung der Venen. Unter dem Tumorknoten ist die Zyste als gefäßarmer Bezirk zu erkennen.

f) Kleinhirnangiom (Angioblastom = Hämangioblastom = Angioretikulom)

Diese dysontogenetischen mesenzephalen Geschwülste kommen mit Vorliebe im Bereiche der Kleinhirnhemisphären, des Wurmes, selten in Pons und Oblongata vor.

Bei 18 Patienten nahmen wir die Vertebralisangiographie vor. 14mal konnte ein typischer pathologischer Befund erhoben werden. In der Literatur sind übereinstimmende Ansichten verschiedener

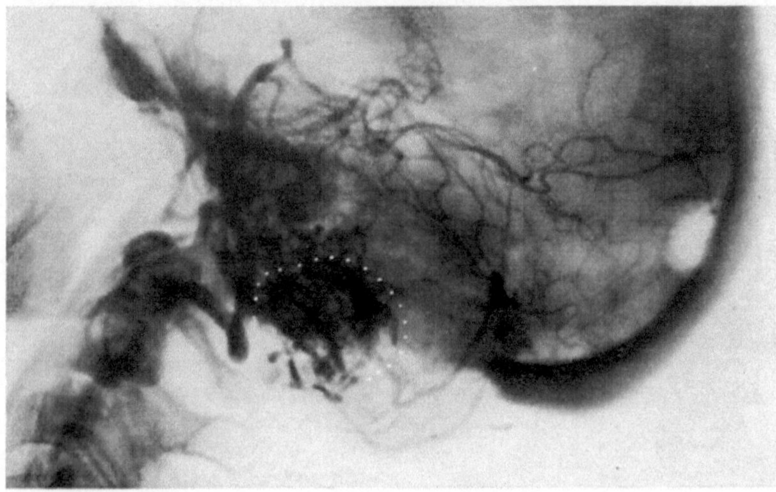

Abb. 44. Angioblastom zwischen beiden Kleinhirntonsillen: großer Gefäßknoten täuscht arteriovenöses Aneurysma vor. Bei der ersten Exploration wurde auch ein arteriovenöses Aneurysma angenommen. Bei der zweiten Exploration konnte der Tumorknoten erfolgreich exstirpiert werden.

Autoren zu finden, welche die typischen Befunde im allgemeinen bestätigen. Bei soliden Tumoren mit großer Zyste ist meistens ein kleiner Gefäßknäuel zwischen den verdrängten zerebellären Gefäßen zu sehen. In der kapillären und venösen Phase des Angiogramms wird gelegentlich eine kreisförmige feine Anfärbung der Zystenkapsel beobachtet. Bei vorwiegend soliden Tumoren ist ein ausgesprochener Gefäßreichtum wie bei einem arteriovenösen razemösen Aneurysma zu sehen (3 eigene Beobachtungen).

Die Vertebralisangiographie stellt gerade bei diesen Tumoren eine wertvolle Untersuchungsmethode dar, so daß in der Literatur bereits über 60 angiographierte Fälle beschrieben wurden. Wenn der Gefäßknäuel im Angiogramm nicht dargestellt wird, vor allem, wenn er zu klein ist, kann die Arteriographie auch irreführend sein. So hatten wir bei weiteren 4 Fällen ein Hämangiom diagnostiziert. Bei der Operation wurden aber Astrozytome aufgefunden.

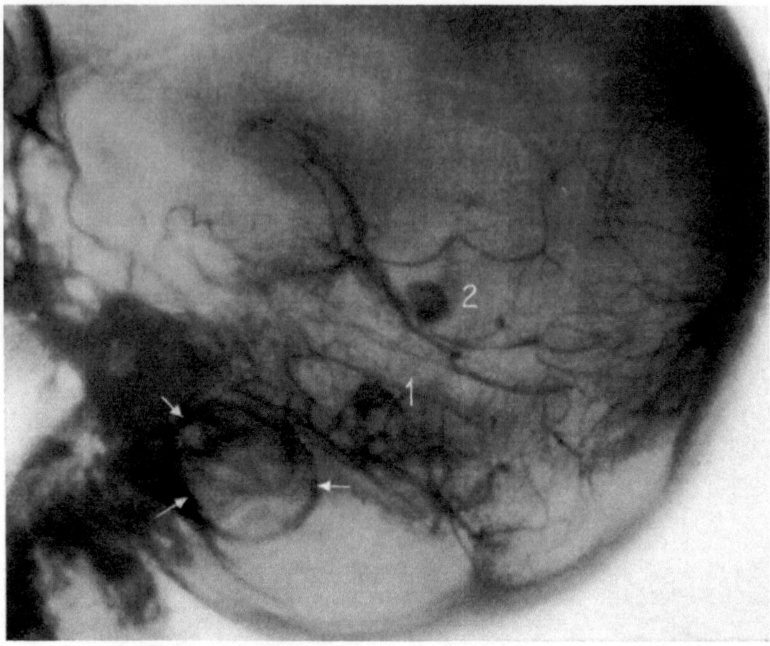

Abb. 45. Zystisches Angioblastom (Pfeile). Weitere Angiome oder Aneurysmen (1, 2).

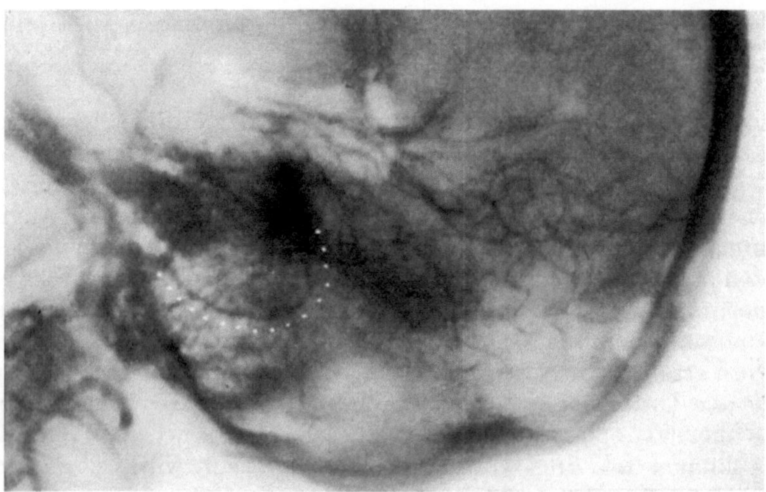

Abb. 46. Ellipsoide Tumorbegrenzung mit Anfärbung im Kleinhirnbrückenwinkel (punktiert). Präoperativ wurde ein Akustikusneurinom oder Meningeom vermutet. Die Histologie ergab ein Angioblastom.

g) Seltene Tumoren

α) *Angiogliom*

In unserem Krankengut wurde histologisch 3mal ein *Angiogliom*, 2mal ein *Angioastrozytom* diagnostiziert. Die Diskussion über die Berechtigung dieser histologischen Diagnose überlassen wir den Pathohistologen. Die Vertebralisangiographie war nicht vorgenommen worden.

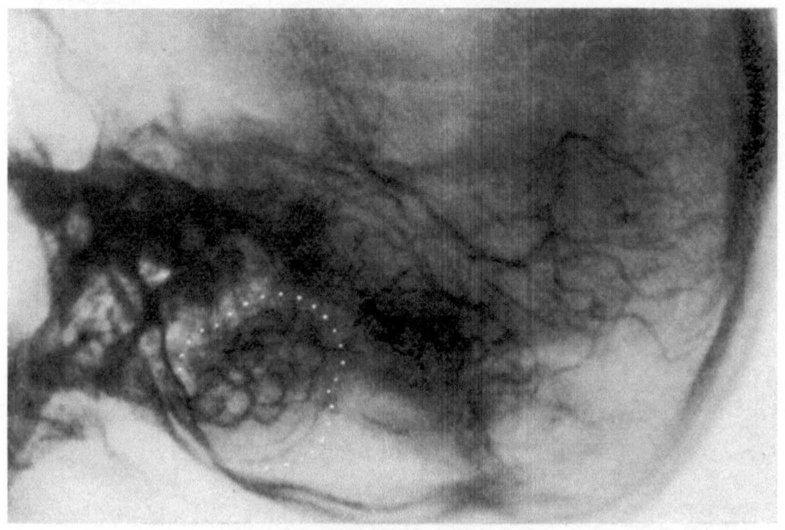

Abb. 47. Melanommetastase in der rechten Kleinhirnhemisphäre: Tumoranfärbung in der kapillären Phase (punktiert).

β) *Kavernöses Angiom*

Wir haben bisher nur ein intrazerebelläres kavernöses Angiom beobachten können. Unseres Wissens wurde in keinem Fall eine Vertebralisangiographie vorgenommen, so daß wir rein theoretisch auf die Möglichkeit einer Tumoranfärbung hinweisen möchten, weil die Kavernen gerade aus Bluträumen bestehen.

γ) *Unklassifizierbares Gliom*

Die Glioblastome kommen im Bereiche des Kleinhirns äußerst selten vor. In unserem Krankengut sind hingegen 6 Fälle vorhanden, bei welchen die histologische Untersuchung ein *unklassifizierbares malignes Gliom* ergab.

Eine Vertebralisangiographie wurde nicht durchgeführt.

h) Metastasen

Nicht nur unter den metastatischen, sondern auch unter den übrigen Tumoren des Kleinhirns nimmt das Karzinom wegen seiner

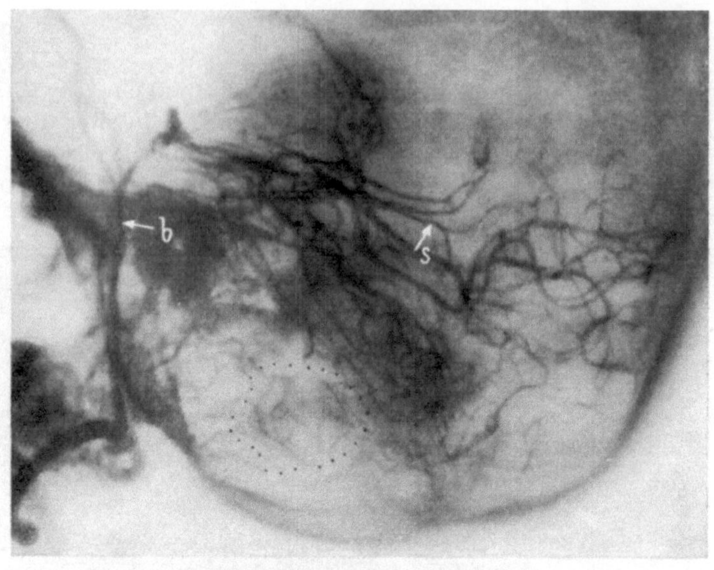
b
s

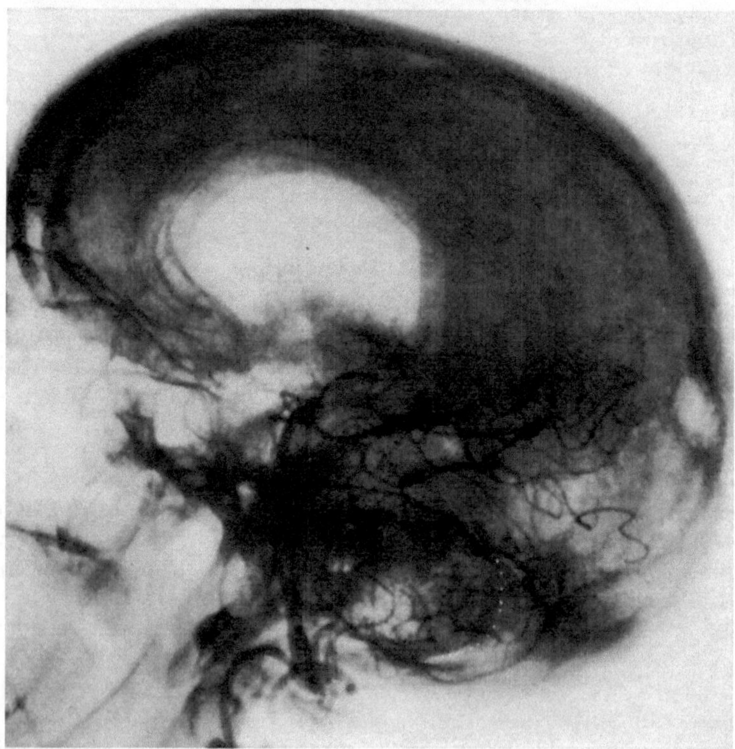

Häufigkeit eine bedeutende Stellung ein. Es handelt sich in der Mehrzahl der Fälle um Bronchuskarzinome und Mammakarzinome. Sie liegen meistens im Bereiche der Kleinhirnhemisphären und des Wurms, können aber auch im Kleinhirnbrückenwinkel, in der Brücke und im verlängerten Mark lokalisiert sein.

Bei 14 Fällen wurde eine Vertebralisangiographie gemacht, wobei man 9mal eine eindeutige Gefäßverlagerung sah, pathologische Gefäße erkannte man bei 6 Patienten. Bei 5 weiteren Fällen war hingegen kein sicherer Befund zu erheben. Multiple Metastasen konnte RUGGIERO angiographisch nachweisen.

i) Granulome, Parasiten und Mykosen

Unter den Granulomen des Kleinhirns sind in erster Linie *Tuberkulome* und *Gummen* zu finden.

Die hygienischen Maßnahmen haben in den zivilisierten Ländern die Gummen zum Verschwinden gebracht; die Tuberkulome, welche noch vor 30—40 Jahren häufig operiert wurden, sind in Mitteleuropa ebenfalls eine Seltenheit geworden.

Bei keinem von unseren 11 Tuberkulomfällen wurde eine Vertebralisangiographie gemacht.

Die häufigsten Hirnparasiten sind Zystizerken, dann Echinokokken, seltener Schistosomiasis und Kokzidiengranulome, welche in Mitteleuropa äußerst selten anzutreffen sind. Unser Krankengut enthält keinen Fall dieser Parasitenarten. Die Mykosen (Aktinomykose, Blastomykose und Soormykose) treten aber auch in Europa nicht ganz selten auf, vor allem seit der Einführung und Hochdosierung der antibiotischen Therapie.

In unserer Klinik kam bisher ein Fall von Mykose zur Beobachtung, welcher in der Arbeit von KRAYENBÜHL-UEHLINGER ausführlich besprochen wurde. Das Vertebralisangiogramm war unauffällig.

k) Abszesse

Die subtentoriellen Abszesse sind meistens otogenen Ursprungs. Unter 10 Kleinhirnabszessen wurde die Vertebralisangiographie bei einem Fall vorgenommen, wobei wir einen eindeutig pathologischen Befund feststellen konnten.

Links oben Abb. 48. Adenokarzinom im kaudalen Abschnitt der linken Kleinhirnhemisphäre: Verlagerung der A. basialis (b) nach vorne, der A. cerebellaris superior (s) nach oben. Tumoranfärbung im gefäßarmen Bezirk (punktiert).

Links unten Abb. 49. Bronchus-Karzinom-Metastase im Kleinhirnwurm: Verdrängung der Kleinhirngefäße. Pathologische Gefäße (punktiert).

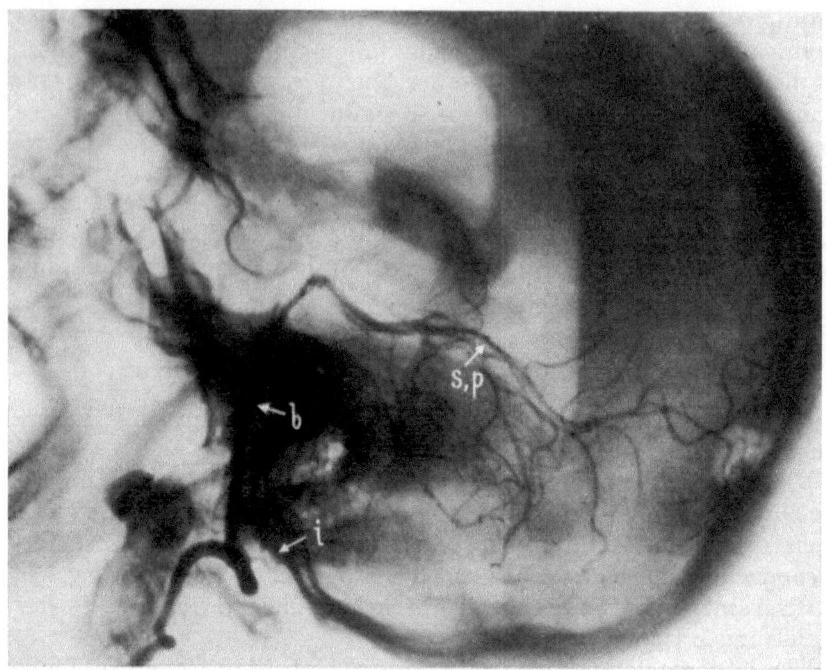

Abb. 50a. Kleinhirnabszeß: Verdrängung der A. cerebellaris superior (s) und Aa. cerebrales posteriores (p) nach oben, der A. basialis (b) nach vorne, der A. cerebellaris inferior posterior (i) nach unten.

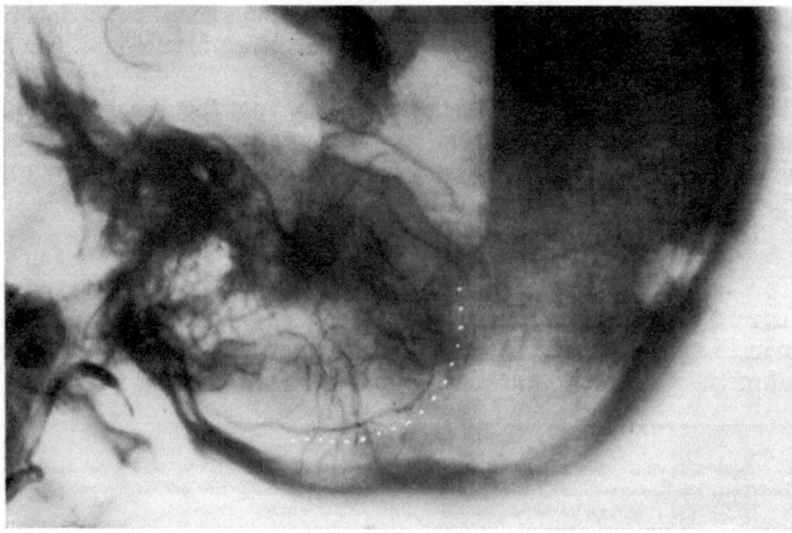

Abb. 50b. Kapilläre Phase. Kapselgefäße (punktiert).

Fall 3: 42j. Frau, bekam vor 3 Wochen Nackenschmerzen, Gleichgewichtsstörungen, Erbrechen.

Objektiver Befund: reduzierter Allgemeinzustand. Meningismus, leichtes Papillenödem bds., leichte Mundwinkelparese, Rumpfataxie, bds. positives Babinskisches Zehenphänomen.

Blutsenkung 18/37 mm. Leukozyten 6200. Liquor nicht untersucht.

Schädelleeraufnahmen unauffällig.

Thoraxaufnahme: vergrößerter Hilusschatten links.

Karotisangiogramm rechts: Zeichen eines Hydrocephalus internus.

Ventrikulographie: starker Hydrocephalus internus mit oraler Verlagerung des IV. Ventrikels.

Vertebralisangiogramm: raumfordernder Prozeß im Bereiche der linken Kleinhirnhemisphäre mit Tumoranfärbung in der venösen Phase mit typischen pathologischen Kapselgefäßen, welche man bei Abszessen beobachtet.

Die Operation ergab einen Abszeß der linken Kleinhirnhemisphäre.

3. Bulbopontine Tumoren

Obwohl manche primäre Tumoren der Brücke einerseits auf die oralen Teile des Hirnstammes, andererseits über die Brückenarme auf das Kleinhirn und kaudalwärts auf die Medulla oblongata übergreifen oder in den Kleinhirnbrückenwinkel sich ausdehnen können und umgekehrt die primären Tumoren des Kleinhirns sekundär durch Einwachsen oder Verdrängung eine strenge Differenzierung nicht erlauben, wird es die Bestrebung des Chirurgen sein, die inoperablen primären Tumoren der Brücke und der Medulla oblongata präoperativ zu diagnostizieren. Diese Tumoren lassen sich in großen Zügen in drei Gruppen einteilen.

1. Gliome,
2. nicht gliomatöse Tumoren,
3. Metastasen.

a) Pons-Astrozytom

Die Astrozytome sind die häufigsten Tumoren der Brücke. Dreimal wurde eine Vertebralisangigraphie vorgenommen; einmal sah man eine Verdrängung der zerebellären Gefäße und eine bogenförmige Basalwärtsverdrängung der A. basialis mit Tumorgefäßen. Bei der 2. Vertebralisangiographie war der Befund unauffällig.

b) Glioblastom

Während die Glioblastome im Bereiche des Kleinhirns äußerst selten auftreten, kommen sie etwas häufiger im Bereiche der Brücke vor. Nur bei einem Fall wurde eine Vertebralisangiographie gemacht, auf der man sowohl einen raumfordernden Prozeß als auch pathologische Gefäße erkennen konnte.

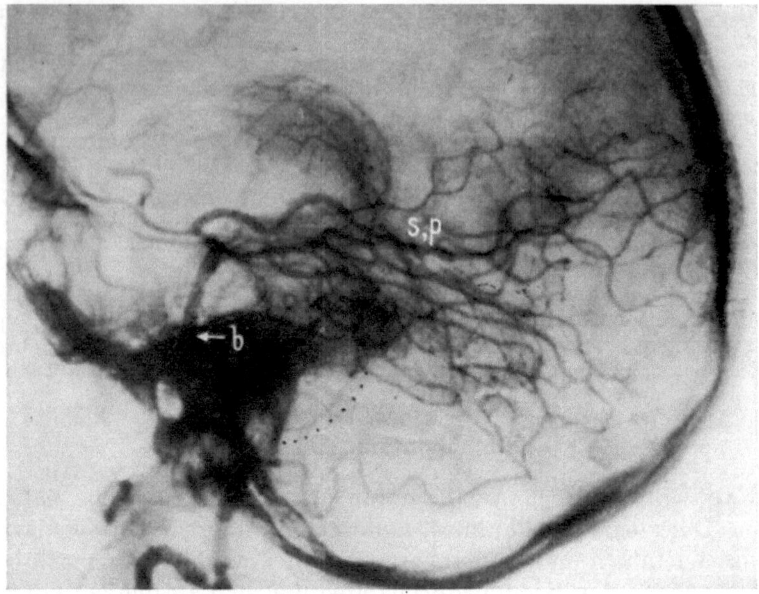

Abb. 51. Ponsastrozytom: Verdrängung der Aa. cerebellares superiores (s), Aa. cerebrales posteriores (p) und A. basialis (b). Pathologische Gefäße (punktiert).

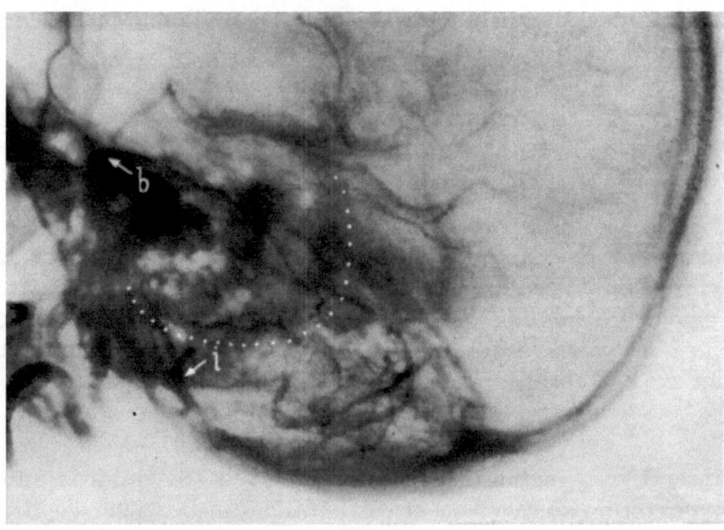

Abb. 52. Glioblastom der Brücke (autoptisch verifiziert): abnormer Verlauf von sämtlichen subtentoriellen Gefäßen infolge eines gefäßreichen Tumors (Tumorgrenze punktiert). Pfeil (b): A. basialis, Pfeil (i): A. cerebellaris inferior posterior.

c) Seltene Ponstumoren

Es handelt sich um *2 Neurospongiome, 2 Medulloblastome, 3 unklassifizierbare Gliome und 2 Mischtumoren,* wobei wir nur bei einem Fall eine Vertebralisangiographie vornehmen konnten.

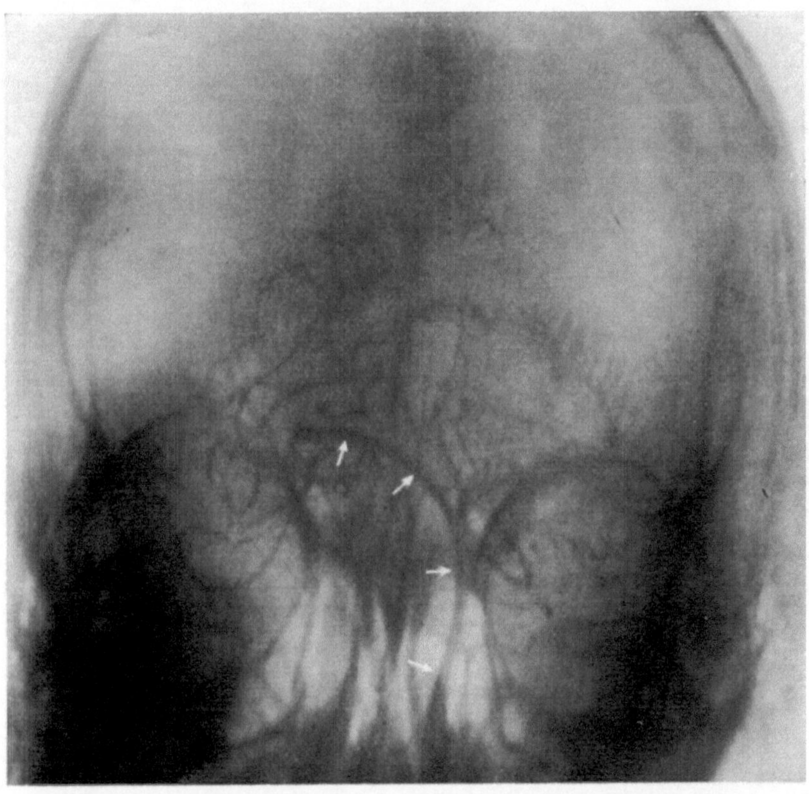

Abb. 53a. Großer Brückentumor (Mischtumor), welcher sich in den rechten Kleinhirnbrückenwinkel ausdehnt. Eindeutige Verlagerung der A. basialis (Pfeile) von rechts nach links in der a.-p.-Aufnahme.

Fall 4: 36j. Mann leidet seit 4 Jahren an rechtsseitiger Trigeminusneuralgie, zunehmenden Kopfschmerzen, Erbrechen, zuletzt wies er eine Hemiparese links, Schluck- und Sprachstörungen auf.

Objektiver Befund: Nystagmus horizontalis (nach links gröber als nach rechts) und vertikal nach oben, Abduzensparese bds., Hypalgesie und taktile Hypästhesie in allen Astgebieten des rechten N. trigeminus, Gehörsabnahme rechts, Parese der Nn. IX—X.

Hypotonie rechts, Hemiataxie rechts, positiver Romberg, Babinski bds. positiv.

Liquoreiweiß: 61 mg%.

Röntgenbefund: Schädelleeraufnahme unauffällig.

Vertebralisangiogramm: großer Tumor im Kleinhirnbrückenwinkel mit deutlicher pathologischer Anfärbung.

Diagnose: Meningeom.

Operation: Ponstumor mit Ausdehnung in den rechten Kleinhirnbrückenwinkel.

Histologie: Mischtumor (Rachenschleimhaut).

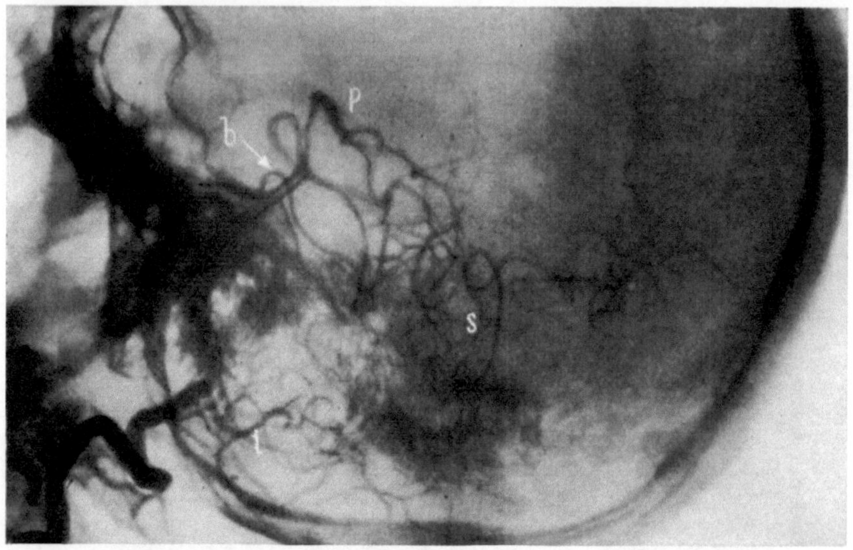

Abb. 53b. Abnormer Verlauf sämtlicher Kleinhirnarterien in der seitlichen Aufnahme: Aa. cerebellares superiores (s) und A. cerebralis posterior (p) nach oben, A. cerebellaris inferior posterior (i) nach unten verlagert. Im Mittelfeld zahlreiche pathologische Gefäße sichtbar. Pfeil (b): verlagerte A. basialis.

d) Angiomatöse Tumoren

α) Teleangiektasien

Diese Angiome kommen selten vor und werden bei Sektionen entdeckt. Ihre Prädilektionsstelle ist die Brücke, so daß sie, abgesehen von einigen Ausnahmefällen, praktisch inoperabel sind. Sie sind meistens sehr klein und können nur ausnahmsweise eine beachtliche Größe erreichen. Es sind in der Literatur etwa 44 Fälle von echten Teleangiektasien zu finden.

Bei der Kleinheit der Mißbildung und bei der röntgenologischen Überlagerung der Brücke auf die Felsenbeinstruktur wird es nicht möglich sein, sie angiographisch zu erfassen. In der Literatur ist diesbezüglich auch keine Mitteilung bekannt.

β) Kavernöses Angiom

In der Literatur sind noch 15 Fälle mit *kavernösen Angiomen* der Brücke zu finden. In unserem Krankenmaterial besitzen wir bisher keinen Fall, so daß wir uns über den Wert der Vertebralisangiographie nicht äußern können. Es ist möglich, daß diese gefäßreichen Angiome bei bestimmter Größe auch angiographisch erfaßt werden können.

γ) Angioblastom

Diese dysontogenetischen mesenchymalen Geschwülste sind in der Regel im Bereich der Kleinhirnhemisphären lokalisiert, kommen aber auch in den Tonsillen vor und können in die Medulla oblongata und die Brücke einwachsen.

In unserem Krankengut sind 3 Fälle vorhanden, bei welchen die soliden Angiomknoten im kaudalen Abschnitt der Brücke und in der Medulla oblongata saßen. Die Vertebralisangiographie deckte bei 2 Patienten einen gefäßreichen Tumorknoten auf (siehe Abb. 44). Nach den angiographischen Aspekten war bei einem Fall die präoperative Entscheidung nicht sicher, ob ein arteriovenöses Aneurysma oder ein Angioblastom vorliege.

C. Subtentorielle Syndrome mit oder ohne gesteigerten Hirndruck bei nicht blastomatösen Krankheiten

Es kommt noch eine Reihe nicht blastomatöser Krankheiten vaskulärer, degenerativer, toxischer, infektiöser, traumatischer und unbekannter Genese vor, welche gegenüber den raumfordernden Krankheiten abzugrenzen sind. Diese Krankheiten können ein reines Kleinhirnbrückenwinkel-, pontines oder zerebelläres Syndrom verursachen oder auch in mannigfaltiger Kombination auftreten. Aus didaktischen Gründen möchten wir sie in drei Gruppen einteilen.

1. Kleinhirnbrückenwinkelsyndrom nicht blastomatöser Genese

Recht häufig können die Multiple Sklerose und die Ménièresche Krankheit, ferner die vaskulären Krankheiten (Gefäßmißbildungen, Arteriosklerose, Gefäßverschlüsse und vasomotorische Störungen), seltener posttraumatische Störungen und degenerative Systemerkrankungen anamnestisch und symptomatologisch einen Kleinhirnbrückenwinkeltumor vortäuschen. Bei einer kleinen Gruppe von Fällen bleibt die Ätiologie völlig ungeklärt. Häufig stellt sich in diesen Fällen die Frage, ob es sich um einen raumfordernden Prozeß im Anfangsstadium oder um eine nicht blastomatöse Krankheit handelt. Die sichere Beantwortung dieser Frage kann entweder dem Patienten eine unnötige Operation ersparen oder aber zur rechtzeitigen Behandlung des Tumors veranlassen.

Bei recht unsicheren Fällen wird wohl die Probeexploration nicht zu umgehen sein. In unserer Klinik wurde in 4 Fällen eine solche Exploration mit negativem Befund hinsichtlich eines Tumors vorgenommen.

Bei diesen Fällen stellt die Vertebralisangiographie eine wertvolle Untersuchungsmethode dar. Wir konnten auf diese Weise bei 33 Fällenvon Ménièrescher Krankheit, bei 21 Fällen von Multipler Sklerose, bei 6 Fällen mit posttraumatischen Störungen, bei 4 Fällen von atypischer Trigeminusneuralgie, bei 3 Fällen von Kleinhirnatrophie karzinomatöser Genese und bei 22 Fällen von Kleinhirnbrückenwinkelsyndrom unklarer Genese das Vorliegen eines Tumors ausschließen und eine unnötige Operation verhindern.

Bei 2 Fällen war aber die Angiographie irreführend, indem normale Gefäßknäuel im Kleinhirnbrückenwinkel als pathologisch betrachtet wurden, und die deswegen vorgenommene Operation einen negativen Befund ergab.

Bei weiteren 3 Fällen deckte die Arteriographie ein arteriovenöses razemöses Angiom im Kleinhirnbrückenwinkel und bei einem 4. Fall ein sackförmiges Aneurysma im Meatus acusticus internus auf.

Es sei jedoch darauf hingewiesen, daß außer 2 die übrigen von den 89 Patienten dieser Gruppe einen normalen Liquoreiweißgehalt und unauffällige Röntgenbefunde zeigten. Diese Tatsache berechtigt zur Annahme, daß die Berücksichtigung dieser Faktoren für die richtige Diagnose ebenso richtungsweisend ist wie die Vertebralisangiographie.

2. Pontine Symptome unbekannter Genese

Unser Krankengut enthält 19 weitere Patienten, welche eine vorwiegende Brückensymptomatologie aufwiesen, bei welchen aber die Diagnose mit Ausnahme von 2 Fällen ungeklärt blieb.

Die Pantopaqueventrikulographie ergab bei 2 Fällen einen pathologischen Befund, indem man aus der typischen Verlagerung des Aquäduktes einen Ponstumor erkennen konnte.

Die Vertebralisangiographie hatte nur bei einem Fall von diesen 19 Fällen eine fragliche Verdrängung der A. basialis nach vorn gezeigt.

3. Zerebelläre Syndrome mit Hirndruckzeichen, aber nicht blastomatöser Genese

Gelegentlich kann die Genese eines zerebellären Syndroms selbst nach der Exploration unabgeklärt bleiben; solche atypischen, irreführenden Fälle sind in der alltäglichen Praxis zu gewärtigen.

Es handelt sich bei unseren Fällen um 14 Patienten im Alter von 10 bis 57 Jahren, welche innerhalb von 3 bis 6 Monaten (9 Fälle) oder 1—5 Jahren (5 Fälle) ein zunehmendes zerebelläres Syndrom mit Hirndrucksteigerung bekamen.

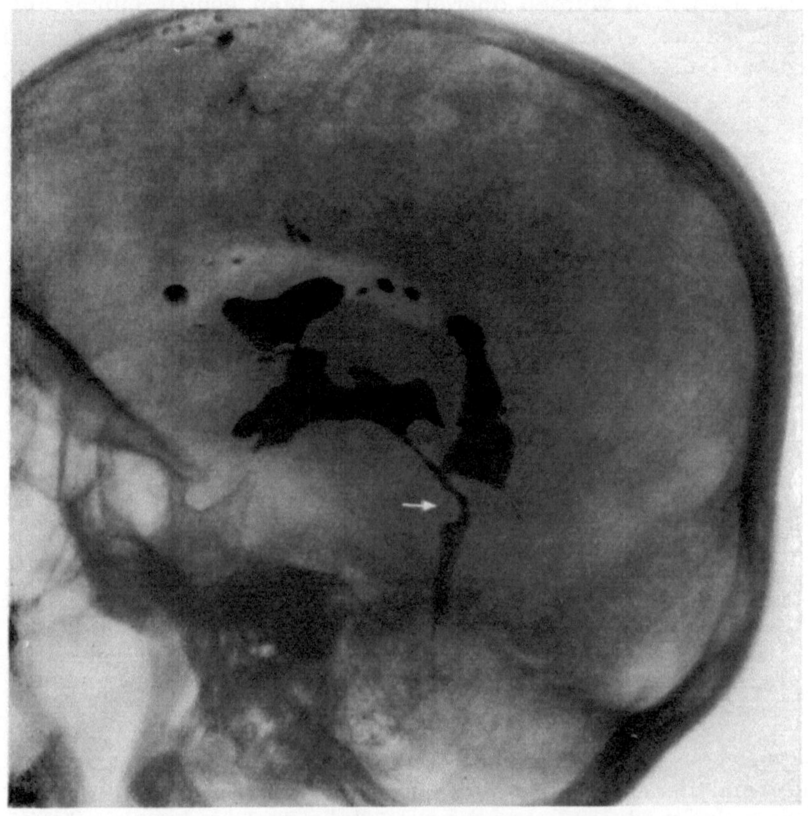

Abb. 54. Medulloblastom der Brücke (autoptisch verifiziert). Luftenzephalogramm zeigte keinen Hydrocephalus internus. Die Verlagerung des Aquäduktes ist durch die Pantopaque-Ventrikulographie einwandfrei dargestellt (Pfeil).

Die Schädelleeraufnahmen ergaben 4mal Zeichen eines chronischen Hirndruckes, 1mal eine Nahtsprengung und 10mal einen unauffälligen Befund.

Die Ventrikulographie hatte bei 6 Fällen 4mal einen Hydrocephalus internus ohne Verlagerungszeichen, 2mal mit Verlagerungszeichen des IV. Ventrikels gezeigt.

Die Liquoruntersuchung ergab bei 8 Fällen 6mal eine Erhöhung des Gesamteiweißgehaltes, 2mal hingegen keine Erhöhung. Die

Kolloidkurven waren 3mal pathologisch, die Zellzahl 2mal etwas erhöht.

Die Vertebralisangiographie wurde bei 7 Fällen gemacht, wobei man bei 3 eine Tumoranfärbung zu erkennen glaubte, während der Befund bei 4 Fällen hinsichtlich eines Tumors negativ war.

Alle Patienten wurden operiert, wobei man keinen Tumor auffinden konnte, obwohl die Tonsillen bei 9 Fällen einen Tiefstand zeigten. Unter diesen Fällen befanden sich auch die 7 Patienten,

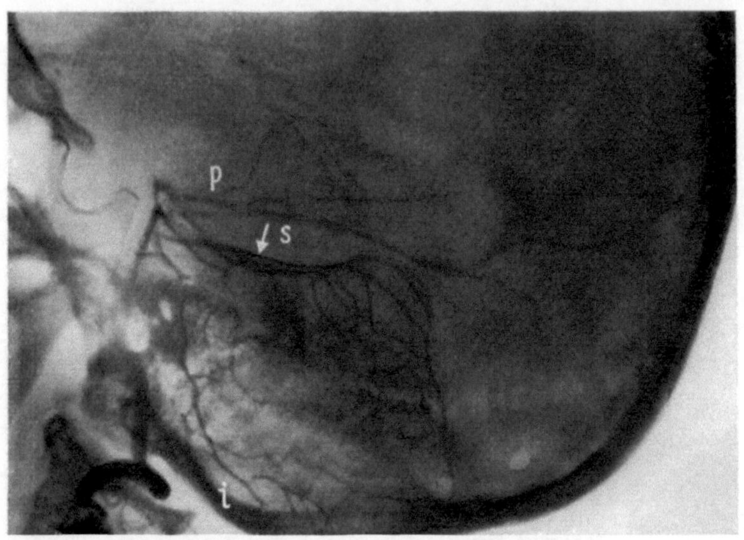

Abb. 55. Aquäduktstenose: Streckung und kaudale Verlagerung der Aa. cerebrales posteriores (p) und Aa. cerebellares superiores (s). Normale Lage der A. cerebellaris inferior posterior (i).

bei welchen eine Vertebralisangiographie vorgenommen worden und 3mal der Befund irreführend war. 7 Patienten von dieser Gruppe sind noch am Leben seit 2—5 Jahren und haben ihre Symptome weitgehend verloren. Nachträglich wurde eine Multiple Sklerose für wahrscheinlich gehalten. 7 Patienten kamen später ad exitum. Die Autopsie, welche nur bei 2 Fällen vorgenommen werden konnte, ergab bei einem Fall eine Multiple Sklerose und im anderen Fall ein Astrozytom im Marklager des Parietalhirns. Bei weiteren 7 Fällen handelte es sich um eine Aquäduktstenose nicht blastomatöser Genese.

Bei Aquäduktstenosen sahen wir als typischen Befund die Verlagerung der A. cerebellaris superior und Aa. cerebrales posteriores nach unten, normale Lage der A. cerebellaris inferior posterior, keine pathologischen Gefäße.

4. Zerebelläre Symptome ohne Hirndruckzeichen

Die Abklärung der Ätiologie bei Patienten mit progredienten zerebellären Symptomen, bei fehlendem gesteigerten Hirndruck, welche in der Praxis eine bedeutende Rolle spielt, ist mit den üblichen Untersuchungsmethoden nicht immer befriedigend. Der den Patienten behandelnde Arzt erwartet vom Kliniker sicherere Aus-

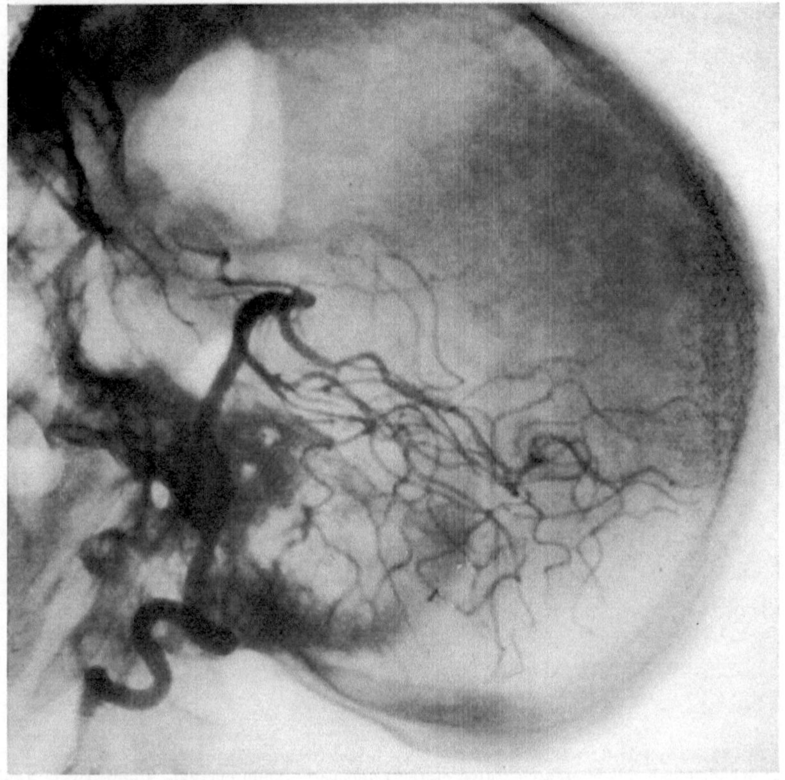

Abb. 56. Arteriosklerotisch gestreckte A. basialis dellt den III. Ventrikel von zentral her ein und bedingt einen Hydrocephalus internus. Kein Tumor erkennbar. Klinisch zerebelläre und pontine Symptome.

kunft, ob ein Tumor vorliege oder nicht. Es stellt sich die Frage, ob die Vertebralisangiographie die in sie gesetzten Hoffnungen erfüllen kann. Innerhalb der letzten 8 Jahre haben wir in unserer Klinik bei 48 solchen Patienten eine Vertebralisangiographie gemacht. Es handelte sich in 15 Fällen um Monoparesen des N. III, VI, VII, IX—X und N. XII, bei 25 Fällen vermutlich um eine Multiple Sklerose oder vaskuläre Störungen, bei 1 Fall um eine Kleinhirnatrophie unklarer Genese.

Bei 20 Patienten lag eine Arteriosklerose der A. basialis vor, indem sie hochgradig gestreckt war und bei 6 Fällen sogar den III. Ventrikel von unten her, oder den Aquädukt auf Höhe der Fossa interpeduncularis von vorne her eindellte. Auf diese Weise kam es wahrscheinlich zu einem Hydrocephalus internus.

Ein Patient zeigte im Vertebralisangiogramm eine leichte Verlagerung der A. cerebellaris inferior posterior nach unten; die Ventrikulographie ergab einen starken Hydrocephalus internus mit

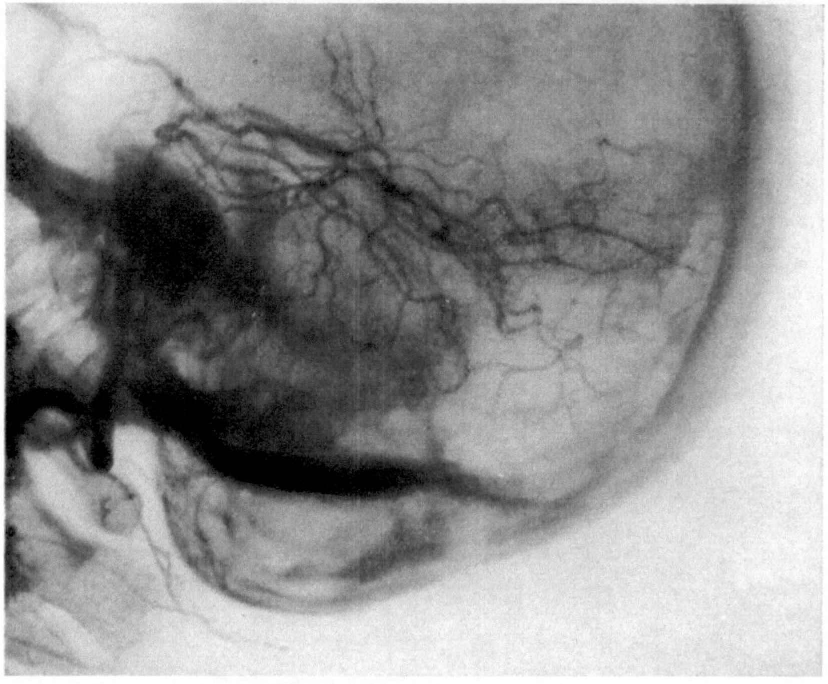

Abb. 57a. Subokzipitale Knochenzyste infolge eines Schädeltraumas im frühkindlichen Alter. Nach dem 2. Schädelunfall mit 56 Jahren traten starke zerebelläre Symptome auf. Die Schädelleeraufnahme zeigt eine Ausbuchtung der rechten Okzipitalschuppe nach unten. Das Vertebralisangiogramm zeigt eindeutig, daß das Kleinhirn normale Verhältnisse aufweist und vom pathologischen Geschehen im Knochen nicht betroffen ist.

mächtiger Erweiterung des IV. Ventrikels. Bei der Exploration fanden wir einen Verschluß des Foramen Magendi unklarer Genese. Bei den restlichen Fällen war das Angiogramm unauffällig, so daß man das Vorliegen eines Tumors mit großer Wahrscheinlichkeit ausschließen konnte und eine unnötige Exploration dem Patienten erspart blieb. Daß keiner von diesen Patienten sich in 1—8jähriger Kontrollphase als Tumorträger entpuppte, spricht für die praktische Bedeutung der Angiographie.

Die Vertebralisangiographie wurde schließlich bei 46 weiteren Patienten vorgenommen, welche wir auf Seite 99 als Varia aufgeführt haben. Obwohl die Anamnese und die sonstigen klinischen Befunde das Vorliegen eines Tumors nicht annehmen ließen, bedurfte es einer angiographischen Untersuchung, um mit Sicherheit einen Tumor ausschließen oder die eventuelle vaskuläre Genese der Krankheit aufdecken zu können.

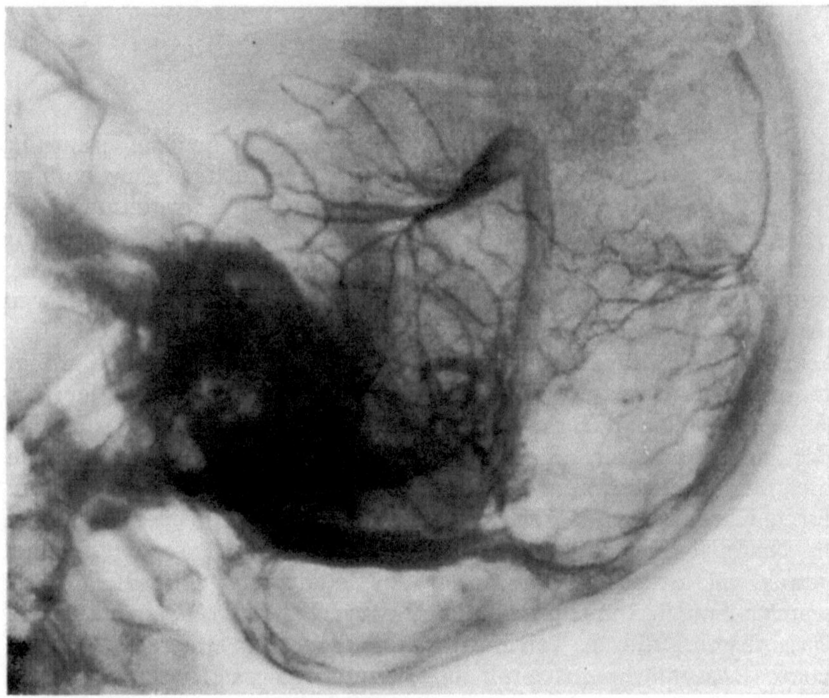

Abb. 57b. Venöse Phase des Vertebralisangiogrammes mit normalen intrakraniellen Verhältnissen bei posttraumatischer Knochenzyste.

Gerade diese negativen Befunde sind für den Kliniker als wertvoll zu bezeichnen. Im folgende Fall möchten wir diese Tatsache als Beispiel aufführen.

Fall 5: 57j. Mann. Mit 1 ½ Jahren Schädeltrauma. Später keine Beschwerden. Äußerlich am Kopf keine Deformation. Vor 2 Jahren Contusio cerebri, seither zunehmenden Schwindel und Gangunsicherheit.

Objektiver Befund: Homonyme Hemianopsie nach links, Horizontalnystagmus bds., Gangataxie.

Schädelleeraufnahmen: Vorwölbung der rechten Okzipitalschuppe stark nach unten. Knochenlücke rechts okzipital kleinfingerbreit.

Luftenzephalogramm: Deformation des erweiterten rechten Hinterhorns.

Vertebralisangiographie: Im Bereiche der Knochenvorwölbung keine Gefäße sichtbar. Normale Lage und Verlauf der Kleinhirngefäße.

Nach diesem Befund war anzunehmen, daß die Vorwölbung der rechten Okzipitalschuppe in keinem Zusammenhang mit dem Kleinhirn steht. Die Operation ergab eine Knochenzyste rechts subokzipital, welche mit dem rechten Hinterhorn in Kommunikation stand.

Fünftes Kapitel

Die Krankheiten der Halswirbelsäule und des Halsmarkes

Die Aa. spinales anteriores und posteriores, welche ihren Ursprung von der A. vertebralis nehmen, kommen gelegentlich als sehr feine Stränge auf den Vertebralisangiogrammen zur Darstellung. Sie bleiben aber nur auf Höhe des 1. und 2. Halswirbels sichtbar. Um die spinalen Äste der A. vertebralis darzustellen, bedarf es einer tieferen Punktion der Arterie, z. B. auf Höhe C 6/7 und C 5/6, was aber nicht immer gut gelingt. Zweifelsohne werden diese feinen Arterien durch die Kathetermethode viel besser erfaßt. Außerdem kommt die A. vertebralis in ihrer ganzen Länge erst bei der Kathetermethode zur Darstellung. Bei den sogenannten funktionellen Röntgenaufnahmen, d. h. bei der Drehung der Halswirbelsäule nach der Punktion, kann auch mit Sicherheit eine Gefäßdarstellung durch Katheterismus erzielt werden, weil bei perkutaner Punktion die Nadel leicht aus der Arterie gleitet. Diese Untersuchung hat gerade bei älteren Patienten große Bedeutung, bei welchen die eventuellen Veränderungen der Halswirbelsäule (Osteochondrose, Osteophyten) die A. vertebralis eindellen oder einengen können, woraus vaskuläre pontozerebelläre Symptome resultieren.

Auch Frakturen der zervikalen Wirbelkörper resp. ihre Dislokationen können die Zirkulation im Gebiete der A. vertebralis drosseln. HAUGE teilte drei solche Fälle mit. Wir sahen bei 2 zervikalen Wirbelfrakturen ohne Dislokation auf der Vertebralisangiographie auch keine Veränderung. Bei einem 3. Fall mit Dislokation war die A. vertebralis sehr dünn, aber noch durchgängig.

Angiographiebefunde bei zervikalen Tumoren wurden bisher bei 2 Neurinomen und einem intramedullären Tumor von HAUGE, bei einem zervikalen Hämangiom von ZIEDSES DES PLANTES mitgeteilt. Wir haben bei 3 Tumorfällen die Vertebralisangiographie vorgenommen; bei einem Fall handelte es sich um eine Erweiterung des linken Foramen costotransversarium C 6/7 mit Verdacht auf das Vorliegen eines Neurinoms. Das Angiogramm ergab einen normalen Befund. Da die Operation vom Patienten abgelehnt wurde, blieb dieser Fall weiterhin ungeklärt. Beim 2. Fall lag eine Parese des rechten Plexus brachialis vor. Die Röntgenaufnahmen der

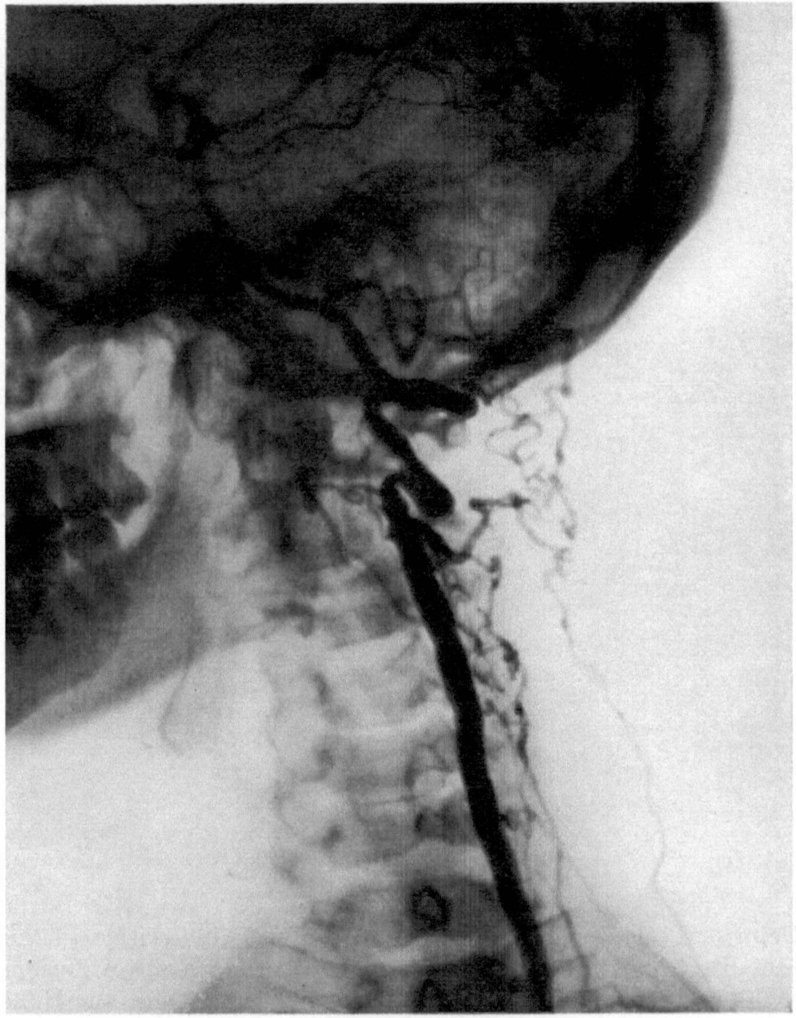

Abb. 58. Darstellung der A. vertebralis mit Kathetermethode über A. femoralis. Bessere Füllung der Muskeläste der A. vertebralis.

Halswirbelsäule waren unauffällig. Das rechtsseitige Vertebralis-angiogramm brachte einen angefärbten großen Tumor auf Höhe C 2—C 4 zum Vorschein, welcher die A. vertebralis bogenförmig ventralwärts verdrängte. Die linksseitige Angiographie ergab normale Verhältnisse. Die linke A. vertebralis war enorm dick, so daß die rechte A. vertebralis unterhalb und oberhalb des Tumors ligiert und der Tumor exstipiert wurde. Die Ligatur der A. vertebralis blieb ohne Folgen. Die histologische Untersuchung ergab ein Neurinom.

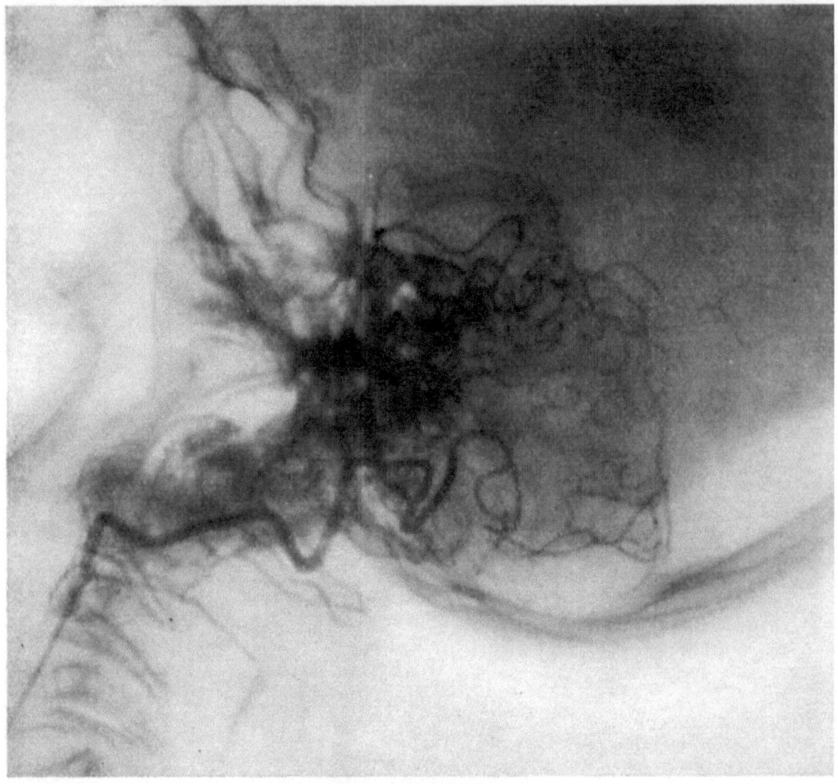

Abb. 59. Fraktur des Dens epistropheus mit Dislokation des Atlas. A. vertebralis ist auch verzogen, aber durchgängig.

Beim 3. Patienten handelte es sich um eine linksseitige Plexus brachialis-Parese mit osteolytischen Veränderungen des Knochens auf Höhe C 2—C 4. Das Vertebralisangiogramm zeigte auf Höhe C 2 tumorbegrenzende Muskeläste. Die Operation ergab ein hypernephroides Sarkom.

Rechts oben Abb. 60a. Gefäßreiches Neurinom auf Höhe C 2—C 4 rechts. Tumoranfärbung bei der rechtsseitigen Vertebralisangiographie eindeutig zu sehen (Pfeil).

Rechts unten Abb. 60b. Linksseitiges Vertebralisangiogramm ist unauffällig. Die linke A. vertebralis ist besonders kräftig entwickelt, so daß die rechtsseitige A. vertebralis ohne Folgen ligiert werden konnte.

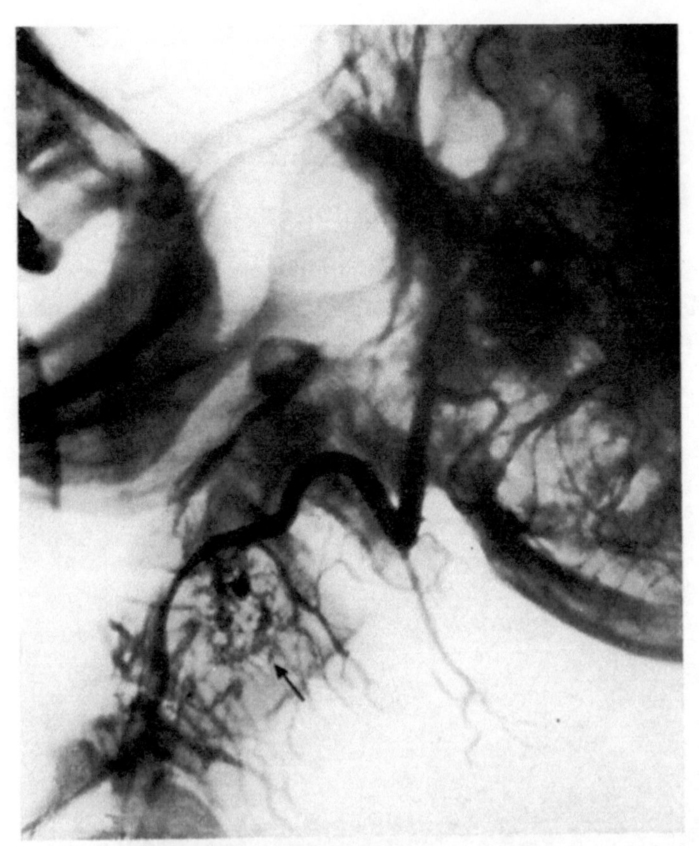

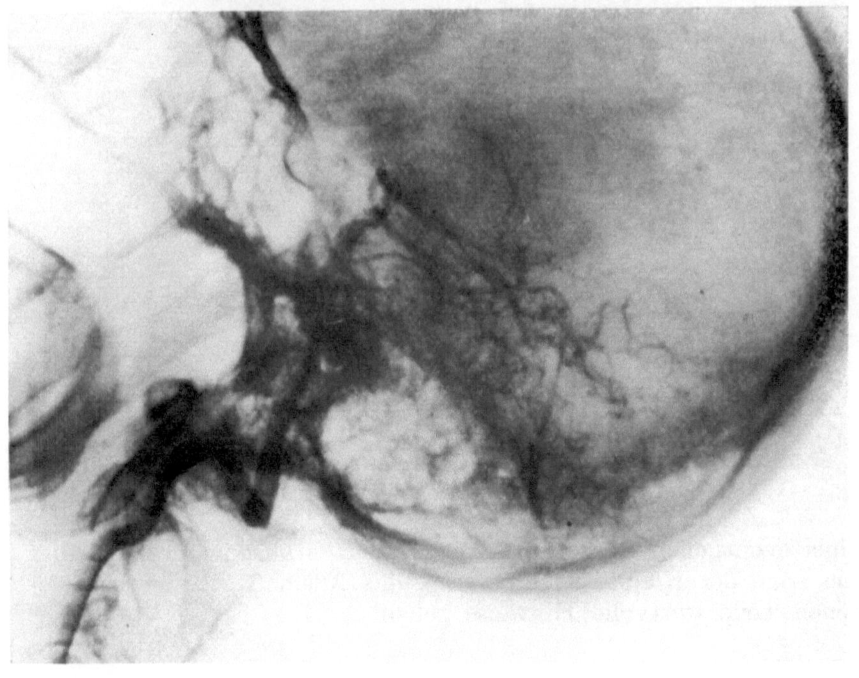

Sechstes Kapitel

Mißbildungen

a) Spaltmißbildungen

Bei den Defekten der Schädelkapsel im Hinterhaupt können mehr oder weniger große Teile des Schädelinhaltes heraustreten. Vor

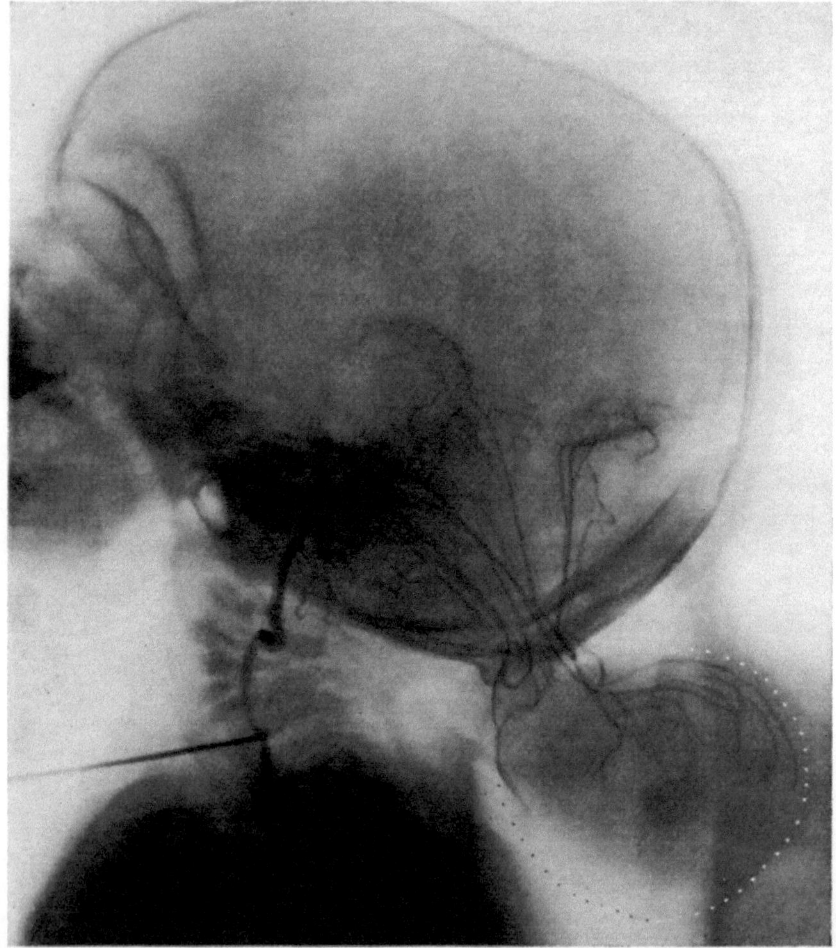

Abb. 61. Vertebralisangiogramm bei einer Meningocele (punktiert).

einer eventuellen Operation kann die Vertebralisangiographie über die Lage der Kleinhirngefäße resp. das Ausmaß der herausgetretenen Teile wertvolle Hinweise geben.

Die Abb. 61 demonstriert eine Meningozele (von Herrn Dr. W. ISLER, Kinderspital Zürich, Dir. Prof. FANCONI, zur Verfügung gestellt).

b) Die okzipitale Dysplasie

Für eine eventuelle chirurgische Behandlung dieser Mißbildung kann das Verhalten der A. vertebralis und A. basialis sehr wichtig sein. Es stellt sich hier nämlich die Frage, in welchem Umfang die

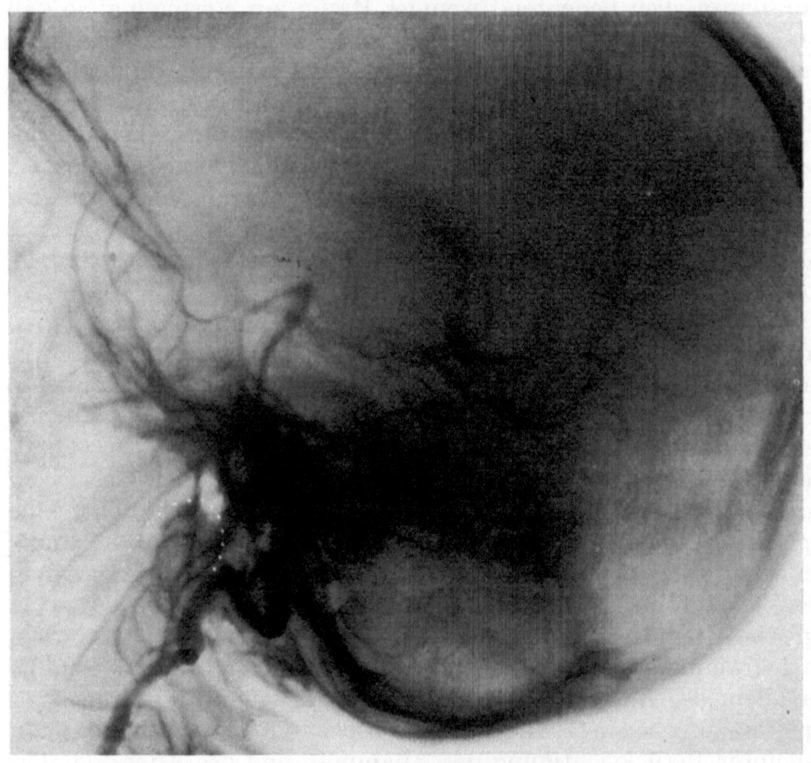

Abb. 62. Vertebralisangiogramm bei Platybasie. Hoher Stand des Dens epistropheus (punktiert). A. vertebralis und A. basialis unauffällig.

Mißbildung (die okzipitale Hypoplasie, die basiläre Impression, die Atlasassimilation) auch die Gefäße erfaßt und ihre Funktion beeinträchtigt.

Wir hatten bisher nur bei einem Fall (basiläre Impression) eine Vertebralisangiographie gemacht. Die Angiogramme zeigten kein Hindernis der Blutzirkulation der A. vertebralis und A. basialis.

Zusammenfassung

Ein expansiver Prozeß kann angiographisch aus der Verlagerung und Formveränderung der Gefäße erkannt werden. Das Vorliegen von pathologischen Gefäßen (Tumorgefäßen) bildet wohl den einzig sicheren Hinweis für die blastomatöse Natur des expansiven Prozesses. Solche pathologische Gefäße können bei Fehlen von Verlagerungszeichen (kleine Tumoren) für die Diagnose ausreichen. Dem subtentoriellen expansiven Prozeß steht im Vergleich zum supratentoriellen bedeutend weniger Raum zur Verfügung, so daß die Gefäßverlagerungen der Kleinhirngefäße keine große Variationsbreite haben bzw. weniger in die Augen springen. Hat ein subtentorieller Prozeß eine beträchtliche Größe, so sind die neurologischen Befunde ebenfalls sehr eindeutig, so daß sich die Arteriographie vom Standpunkt der Lokalisationsdiagnose meistens erübrigt. Falls die Artdiagnose sich aus der Anamnese, dem Alter und Geschlecht des Patienten und der Dauer der Krankheit nicht ableiten läßt, kann die angiographische Untersuchung wertvolle Anhaltspunkte bieten.

Indem sich viele Tumorarten durch eine charakteristische Vaskularisation auszeichnen, lassen sich aus der Anordnung und Form der Gefäße sowie aus der Abflußgeschwindigkeit des Kontrastmittels bestimmte Rückschlüsse auf die Tumorart ziehen. Für die Vertebralisangiographie gilt hinsichtlich der pathologischen Gefäßzeichen die gleiche Regel wie für die Karotisangiographie. Nach unseren Erfahrungen im Vertebralisangiogramm besteht eine typische Vaskularisation bei Neurinomen, Meningeomen, Glomustumoren, Angiomen, Metastasen, Plexuspapillomen und Abszessen. Die Astrozytome, Ependymome und Medulloblastome zeigen keine typische Vaskularisation. Sie sind häufig gefäßarm, so daß auf dem Angiogramm lediglich eine Verlagerung der zerebellären Gefäße, vor allem der A. cerebellaris inferior posterior und A. cerebellaris superior zu sehen ist. Die Artdiagnose kann bei diesen Tumoren erst unter Berücksichtigung der Anamnese und des Alters des Patienten mit Wahrscheinlichkeit gestellt werden. In unseren Fällen sahen wir nur bei einem Teil der Medulloblastome und Ependymome feine pathologische Gefäße. Diese Tatsache enttäuscht den Neurochirurgen, weil er sichere Anhaltspunkte für die präoperative Differentialdiagnose zwischen Medulloblastom, Astrozytom und Ependymom zu gewinnen sucht, um das therapeutische Vorgehen bestimmen zu können. Auch die Karotisangiographie kann bei Astrozytomen, Ependymomen und Oligodendrogliomen des Großhirns eine präoperativ sichere Artdiagnose nur selten ermöglichen.

Die Basistumoren der hinteren Schädelgrube (Chordome, Cholesteatome) bedingen eine starke Abdrängung der A. basialis vom Klivus.

Bei Ponstumoren sind die Angiographiebefunde nicht von Nutzen, weil die Verlagerung der feinen Ponsgefäße infolge der Superposition der Knochenstrukturen nicht sicher beurteilt werden kann. Einzig die Glioblastome lassen sich dank ihres Gefäßreichtums darstellen; ihr Vorkommen in der Brücke ist aber eine Seltenheit.

Daß die Vertebralisangiographie bei mesodienzephalen und okzipitalen Tumoren überzeugende pathologische Befunde zeigt, wird von allen Autoren unbestritten bejaht.

Schließlich ist darauf hinzuweisen, daß die Vertebralisangiographie (vor allem mit der Kathetermethode) bei den zervikalen Tumoren wertvolle Befunde ergeben kann.

Die Grenzen und Möglichkeiten der Vertebralisangiographie im alltäglichen Gebrauch werden augenfällig, wenn wir das Indikationsgebiet der Vertebralisangiographie während der letzten acht Jahre zusammenfassen:

I. *Vaskuläre Erkrankungen* (316 Fälle)

	Zahl der angiographierten Fälle
1. *Arteriosklerose*	20
2. *Intrazerebrale Blutung*	3
3. *Gefäßverschlüsse*	
A. carotis interna	8
A. cerebralis media	5
A. cerebralis posterior	3
A. cerebellaris superior	2
A. basialis	6
A. vertebralis	26
4. *Sackförmige Aneurysmen*	
A. communicans anterior	13
A. cerebralis anterior	2
A. cerebralis media	7
A. carotis interna	11
A. communicans posterior	18
A. cerebellaris inferior posterior	1
A. basialis	14
5. *Arteriovenöse Aneurysmen*	
Okzipital	10
Mesodiencephal	11

	Zahl der angiographierten Fälle	
Frontotemporal	12	
Kleinhirnbrückenwinkel	3	
Kleinhirnhemisphäre	7	
Okzipito-nuchal (extrakraniell)	5	
6. *Subarachnoidalblutung unklarer Genese*	115	
7. *Traumatisches arteriovenöses Aneurysma*	6	
8. *Persistierende kongenitale Gefäße*	5	
9. *Subdurales Hämatom*	3	
	316	

II. *Tumoren*

1. *Supratentoriell*		
Fronto-temporal	10	
Temporo-okzipital (med.)	7	
Okzipital	14	
Mesodiencephal	17	
Epiduraler Abszeß	2	50
2. *Subtentoriell*		
a) *Kleinhirnbrückenwinkeltumoren*		
Akustikusneurinom	36	
Meningeom	5	
Komb. Tumor (Meningeom + Neurinom)	1	
Neurinom des N. V	1	
Neurinom des N. XII	1	
Meningeom des N. XII	1	
Dermoid	1	
Glomustumor	2	
Angioblastom	1	
Arachnitis	3	52
b) *Kleinhirntumoren*		
Medulloblastom	14	
Astrozytom	8	
Metastasen	14	
Angiom	18	
Plexuspapillom	4	
Abszeß	1	
Ependymom	5	
Thrombose des Sinus transversus	1	65

	Zahl der angiographierten Fälle	
c) *Ponstumoren*		
Astrozytom	3	
Glioblastom	1	
unklassifiz. Gliom	1	
Angiom	2	
Mischtumor	1	8
d) *Tumoren der Halswirbelsäule*		
Neurinom	2	
Hypernephrom	1	3
e) *Mißbildung*	1	1
		179
III. a) *Kleinhirnbrückenwinkelsyndrom ohne Tumor*		
Ménièresche Krankheit	33	
Multiple Sklerose	21	
Trauma	6	
Atypische Trigeminusneuralgie	4	
Kleinhirnatrophie	3	
Unklare Fälle	22	89
b) *Kleinhirnsyndrom ohne Tumor*		
Monoparesen der Nn. III, VI, VII, XII	15	
Multiple Sklerose oder vaskulär	25	
Kleinhirnatrophie	1	
Aquäduktstenose	7	
Pseudotumor (Operation mit neg. Befund)	7	55
c) *Ponssyndrom* (Tumorverdacht)		19
		163
IV. *Varia*		
1. Ophthalmoplegische Migräne	7	
2. *Epilepsie*		
Jackson	3	
Temporal	3	
Generalisiert (3mal okz. Kalkschatten)	4	
3. *Trauma capitis*		
Geburtstrauma	2	
Contusio cerebri	3	
Subokzipitale Zyste	1	
Halswirbelfraktur	3	

	Zahl der angiographierten Fälle	
4. Röntgenschädigung (okzipital)	1	
5. Homonyme Hemianopsie unklarer Genese	4	
6. Hemiplegie unklarer Genese	3	
7. Bulbärparalyse	3	
8. Enzephalitis	4	
9. Polyradiculitis	3	
10. Morbus v. Recklinghausen	1	
11. Friedreichsche Ataxie	1	46

Zusammenfassend handelt es sich somit um:

Vaskuläre Erkrankungen	316
Tumoren	
supratentoriell	50
subtentoriell	126
Halswirbelsäule	3
Subtentorielle Symptome nicht blastomatöser Genese	163
Varia	46
	704

Aus dieser Zusammenfassung können wir entnehmen, daß es sich bei *25,5%* der Fälle um Tumoren, bei 44,8% um vaskuläre Erkrankungen, bei 29,9% um unklare Krankheitsbilder gehandelt hat. Die Fälle der letzten zwei Gruppen konnten mit großer Wahrscheinlichkeit als nicht Tumorfälle ausdifferenziert werden.

Die Vertebralisangiographie gewinnt an Bedeutung, wenn wir uns die große Zahl von Patienten vor Augen halten, welche unklare Symptome von Seiten des Kleinhirns, der Brücke, des verlängerten Markes und des Kleinhirnbrückenwinkels aufweisen und bei denen differentialdiagnostisch zu entscheiden ist, ob es sich um vaskuläre, entzündliche, degenerative, posttraumatische Läsionen oder um Tumoren handelt. Die Vertebralisangiographie kann in solchen Fällen, von einzelnen Ausnahmen abgesehen, ein sicheres Urteil erlauben. In solchen Grenzfällen tritt die Bedeutung der Vertebralisangiographie zutage, denn manche vaskuläre Krankheiten (Aneurysmen, arteriovenöse Aneurysmen, Gefäßverschlüsse) können das Vorliegen eines Tumors oder umgekehrt die Tumoren vaskuläre Krankheitsbilder vortäuschen. Die negative Aussage, daß kein Tumor vorliegt, ist auch von großem Wert. Die Möglichkeit besteht aber, daß ein kleiner Tumor übersehen wird. Immerhin haben wir unter unseren Fällen mit negativen Befunden nach langjähriger Beobachtungszeit bisher keinen Fall erlebt, bei dem später Tumor zum Vorschein gekommen wäre.

Besonderer Betonung bedarf die Tatsache, daß die Vertebralisangiographie andere Kontrastmitteluntersuchungen, welche zuweilen sicherere Befunde bieten können, nicht ersetzen kann. In diesem Zusammenhang ist zu erwähnen, daß auch manche Mantelkanten- und intraventrikulären Tumoren der Großhirnhemisphäre luftenzephalographisch sicherer als mit einer Karotisangiographie erfaßt werden. Die verschiedenen Untersuchungsmethoden sind deshalb kombiniert anzuwenden, damit sie sich wertvoll ergänzen.

Literatur

ALLEN, M. C. W., and B. ASHWORTH, 1959: A lateral medullary syndrome following vertebralangiography. Brit. J. Radiol. *32*, 342—343.

AMELI, N. O., 1952: A practical method of vertebral angiography. Brit. J. Surg. *39*, 327—330.

ANTONI, N., 1949: Cerebral herniations, their influence upon radiographic pictures, ventriculography and arteriography. A few anatomical specimens. Acta psychiat. scand. *24*, 289—296.

AZAMBUJA, N., E. LINDGREN, and S. E. SJÖGREN, 1956: Tentorial herniations: I anatomy, II pneumography, III angiography. Acta radiol. (Stockh.) *46*, 215—241.

BARBIERI, P. L., and G. C. VERDECCHIA, 1957: Vertebral arteriography by percutaneous puncture of the subclavian artery. Acta radiol. (Stockh.) *48*, 444—448.

BATLEY, E., 1958: Vertebral angiography (a new technique); an instrumental aid to percutaneous puncture of the vertebral artery. Brit. J. Radiol. *31*, 282—283.

BERCZELLER, A., und H. KUGLER, 1937: Freilegung der Arteria vertebralis am Sulcus atlantis. Beitrag zur Arteriographie des Stromgebietes der A. vertebralis-basilaris. Arch. klin. Chir. *190*, 810.

BLEGEN, S. D., 1957: Transient amaurosis following vertebral angiography. Acta psychiat. scand. *32*, 182—186.

BONNAL, J., et J. LEGRÉ, 1958: L'angiographie cérébrale. Paris: Masson & Cie.

BONTE, G., G. RIFF et E. SPY, 1957: Angiographie vertébrale par cathétérisme rétrograde. Rev. neurol. *96*, 430—434. Paris: Masson.

— 1958: Angiography vertébrale par cathétérisme rétrograde fémoral. Acta radiol. (Stockh.) *50*, 67—76.

BULL, J. W. D., 1951: Vertebral angiography (Editorial). Brit. J. Radiol. *24*, 581—581.

COLLINS, W. F. Jr., H. W. SLADE and W. G. LOCKHART, 1957: Brachial vertebral angiography in adults. J. Neurosurg. Springfield *14*, 466.

COLUMELLA, F., 1951: L'angiografia del sistema vertebro-basilare. Chirurgia (Milano) *6*, 351—368.

— 1952: L'angiografia dell'arteria vertebrale e il suo valore diagnostico. Chirurgia (Milano) *7*, 185—194.

— 1953: Considerazioni su 96 casi patologici di angiografia del sisterna vertebro-basilare. Chirurgia (Milano) *8*, 250—258.

— 1953: Una nuova tecnica per l'arteriografia vertebrale diretta percutanea. Chirurgia (Milano) *8*, 258—260.

— and I. PAPO, 1955: Unsere Erfahrungen mit der Vertebralisangiographie (Bericht über 220 Fälle). Zbl. Neurochir. Barth, Leipzig *15*, 294—301.

— — 1956: Vertebral angiography in supratentorial expansive processes. Acta radiol. (Stockh.) *46*, 178—185.

CRAWFORD, E. S., M. E. DE BAKEY and W. S. FIELDS, 1958: Roentgenographic diagnosis and surgical treatment of basilar artery insufficiency. J. Amer. med. Ass. *168*, 509—514.

DECKER, K., 1951: Technik und diagnostische Möglichkeiten der perkutanen Vertebralis-Angiographie. Acta neurochir. Springer, Wien *2*, 74—80.
— 1953: The displacement of the posterior cerebral artery in vertebral angiograms. Acta radiol. (Stockh.) *40*, 91—95.
— 1955: Entwicklung und Bedeutung der Vertebralisangiographie. Fortschr. Röntgenstr. *83*, 301—316. Stuttgart: Thieme.
DUFFY, P. E., and G. B. JACOBS, 1958: Clinical and pathologic findings in vertebral artery thrombosis. Neurology (Minneapol.) *8*, 862—869.
ELVIDGE, A., 1930: The cerebral vessels study by angiography. Proc. Assoc. Res. nerv. a. ment. Dis. *5*, 110—149.
ENGESET, A., 1948: About the angiographic visualization of the posterior cerebral artery, especially by intracarotid injection of contrast. Acta radiol. (Stockh.) *30*, 152—162.
EPPLE, S., und E. RUCKENSTEINER, 1946: Die Röntgendiagnostik des Clivuschordoms. Schweiz. med. Wschr. *76*, 764—766.
FORD, F. R., 1952: Syncope, vertigo and disturbance of vision resulting from intermittent obstruction of vertebral arteries due to defect in odontoid process and excessive mobility of second cervical vertebra. Bull. Johns Hopk. Hosp. *91*, 168—173.
FRESHWATER, D. B., 1952: Technic and value of percutaneous vertebral angiography. Surg. Clin. N. Amer. *32*, 801—810.
GALLOWAY, J. R., and T. GREITZ, 1960: The medial and lateral choroid arteries. Acta radiol. (Stockh.) *53*, 353—366.
GLONING, K., und E. M. KLAUSBERGER, 1955: Angiographische Diagnose eines Tumors der hinteren Schädelgrube. Wien. Z. Nervenheilk. *11*, 78—82.
— — 1957: Zur Röntgendiagnostik der rezidivierenden Akustikusneurinome. Acta neurochir. *5*, 499—511. Wien: Springer.
GOLLMANN, G., 1958: Die isolierte Angiographie der Aortenäste mit perkutan eingeführtem Katheter; ihre Indikation und Ergebnisse. Fortschr. Röntgenstr. *89*, 383—396. Stuttgart: Thieme.
— 1960: Vertebralisangiographie mit Katheter. Zbl. Neurochir. Leipzig, Barth *20*, 97—100.
GONZALEZ-REVILLA, A., 1948: Differentialdiagnosis of tumours at the cerebello pontile recess. Bull. Johns Hopk. Hosp. *83*, 187—212.
GOULD, P. L., W. T. PEYTON and L. A. FRENCH, 1955: Vertebral angiography by retrograde injection of brachial artery. J. Neurosurg. Springfield *12*, 369—374.
GURDJIAN, E. S., W. G. HARDY, D. W. LINDNER and J. E. WEBSTER, 1959: Neurosurgical diagnostic evaluation of the patient with cerebrovascular disease (Stroke Syndrome). J. nerv. ment. Dis. *12*, 273—290.
GREITZ, T., and S. LÖFSTEDT, 1954: The relationship between the third ventricle and the basilar artery. Acta radiol. (Stockh.) *42*, 85—100.
GRIFFITHS, A., and L. P. LASSMAN, 1950: Percutaneous vertebral angiography. Brit. J. Radiol. *23*, 172—174.
GRIPONISSIOTIS, B., 1959: Die brachiale Vertebralisangographie. Acta neurochir. *7*, 301—309. Wien: Springer.
GVOZDANOVIĆ, V., 1956: Changes in the superficial veins in cases of intracranial expanding processes. Acta radiol. (Stockh.) *46*, 195—202.
HADLEY, L. A., 1958: Tortuosity and deflection of the vertebral artery. Amer. J. Roentgenol. *80*, 306—312.

HAUGE, T., 1952: Vertebral angiography. Nord. med. *47*, 682—683.
— 1954: Catheter vertebral angiography. Acta radiol. Suppl. 109.
— 1956: Atrophy within the brain stem area following injection of thoratrast into the vertebral artery, report of case. Acta radiol. (Stockh.) *46*, 342—345.
HENSCHEN, F., Siehe Lubarsch.
HÖÖK, O., and H. LIDVALL, 1958: Arteriovenous aneurysms of the spinal cord. J. Neurosurg. Springfield *15*, 84—91.
HUTCHINSON, E. C., and P. O. YATES, 1956: The cervical portion of the vertebral artery. Brain *79*, 319—331.
— 1957: Carotico-vertebral stenosis. Lancet *1*, 2—8.

JEFFERSON, A., and PH. SHELDON, 1956: Transtentorial herniation of the brain as revealed by displacement of arteries. Acta radiol. (Stockh.) *46*, 480—498.
JOHANSON, C., 1953: The cerebral phlebogram by carotid angiography in cases of central brain tumours. Acta radiol. (Stockh.) *40*, 155—172.
— 1954: The central veins and deep dural sinuses of the brain; an anatomical and angiographic study. Acta radiol. Suppl. 107.
JOHANSSON, S., 1949: Fall a visuell agnosis m. m. Nord. med. *42*, 1701—1702.

KAPLAN, H. A., 1953: A technique for anatomical study of the blood vessels of the brain. Anat. Rec. *116*, 507—510.
KAUFMANN, J., 1949: Tumeurs pontines et bulbopontines. Schweiz. Arch. Neurol. Psychiat. *64*, 197—252.
KAUTZKY, R., und K. J. ZÜLCH, 1955: Neurologisch-neurochirurgische Röntgendiagnostik und andere Methoden zur Erkennung intrakranialer Erkrankungen. Berlin-Göttingen-Heidelberg: Springer.
KING, A. B., 1942: Demonstration of the basilar artery and its branches with thorotrast. Bull. Johns Hopk. Hosp. *70*, 81—89.
— and D. M. GOULD, 1952: Symmetrical calcification in the cerebellum. A report of two cases. Amer. J. Roentgenol. *67*, 562—568.
KLAUSBERGER, E. M., 1953: Die perkutane Angiographie der A. vertebralis. Wien. med. Wschr. *103*, 239.
KLINGLER, M., 1951: Über Knorpelgeschwülste der Schädelbasis mit intrakranieller Ausdehnung. Acta neurochir. Springer, Wien *1*, 337—380.
KRAYENBÜHL, H., 1941: Das Hirnaneurysma. Schweiz. Arch. Neurol. Psychiat. *47*, 155—236.
— 1941: Chronischer Hydrocephalus internus infolge einer der Arnold-Chiarischen Entwicklungsstörung nahestehenden Fehlbildung des Kleinhirns. Schweiz. med. Wschr. *71*, 414—416.
— 1959: Das Neurinom des N. trigeminus. Bull. Schweiz. Akad. med. Wiss. *15*, 89—100.
— und H. R. RICHTER, 1952: Die zerebrale Angiographie. Stuttgart: G. Thieme.
— und A. UEHLINGER jun., 1957: Isolierte Moniliasis des Zentralnervensystems. Schweiz. Arch. Neurol. Psychiatr. *80*, 316—322.
— und M. G. YAŞARGIL, 1957: Die vaskulären Erkrankungen im Gebiete der A. vertebralis und A. basialis. Stuttgart: G. Thieme.
— — 1958: Kleinhirnhämangiom. Schweiz. med. Wschr. *88*, 99—104.
KUHN, R. A., 1960: Brachial cerebral angiography. J. Neurosurg. Springfield *17*, 955—971.

LAINE, E., J. M. DELANDTSHEER, P. GALIBERT and DELANDTSHEER-ARNOLT, 1955: Etude phlébographique des tumeurs hémispheriques. Neurochirurgie *1*, 5—28. Paris: Masson.

LEWIS, R. C., and D. F. COBURN, 1956: Vertebral artery; its role in upper cervical and head pain. Missouri Med. *53*, 1059—1063.

LIN, P. M., J. F. MOKROHISKY, H. M. STAUFFER and M. SCOTT, 1955: The importance of the deep cerebral veins in cerebral angiography. J. Neurosurg. Springfield *12*, 256—276.

LINDBORG, T., 1952: Diagnostic problems concerning acoustic tumours. Acta oto-laryngol. (Stockh.) Supp. 99.

LINDGREN, E., 1941: Das Röntgenbild bei Tumoren des Ganglion Gasseri. Acta chir. scand. *85*, 181—194.

— 1950: Encephalographic examination of tumours in the posterior fossa. Acta radiol. (Stockh.) *34*, 331—338.

— 1950: Percutaneous angiography of the vertebral artery. Acta radiol. (Stockh.) *33*, 389—404.

— 1954: Handbuch der Neurochirurgie, 2. Band: Röntgenologie. Berlin-Göttingen-Heidelberg: Springer-Verlag.

— 1956: An other method of vertebral angiography. Acta radiol. (Stockh.) *46*, 257—261.

— and G. DI CHIRO, 1953: The roentgenologic appearance of the aqueduct of Sylvius. Acta radiol. (Stockh.) *39*, 117—125.

LÖFGREN, F. O., 1956: Vertebral angiography in the diagnosis of hydrocephalus and differentiation between stenosis of the aqueduct and cerebellar tumour. Acta radiol. (Stockh.) *46*, 186—194.

— 1958: Vertebral angiography in the diagnosis of tumours in the pineal region. Acta radiol. (Stockh.) *50*, 108—124.

LOEW, F., und W. TÖNNIS, 1954: Klinik und Behandlung der Neurinome des Nervus Trigeminus. Zbl. Neurochir. *14*, 32. Leipzig: Barth.

LORENZ, R., 1951: Die Bedeutung der Phlebographie für die Tumordiagnostik des Gehirns. Acta neurochir. *1*, 392—432. Wien: Springer.

LUBARSCH, O., F. HENKE und R. RÖSSLE, 1955: Handbuch der speziellen pathologischen Anatomie und Histologie. Hrsg. F. HENSCHEN. XIII, 3, 413—866. Wien: Springer.

MARTIN, PH., et R. POTVLIEGE, 1957: Angiographie de la vertébrale par cathétérisme de l'artère radiale. Acta neurol. belg. *57*, 562—569.

MASLOWSKI, H. A., 1955: Vertebral angiography; percutaneous lateral atlanto-occipital method. Brit. J. Surg. *43*, 1—8.

MEYER, S. S., S. SHEEHAN and R. B. BAUER, 1960: An arteriographic study of cerebrovascular disease in man. Arch. Neurol. Psychiatr., Chicago *2*, 37—55.

MILLETTI, M., 1952: L'arteriografia della arteria vertebrale. Arch. Neurochir. Firenze *1*, 301.

MITTERWALLNER, F. v., 1955: Variationsstatistische Untersuchungen an den basalen Hirngefäßen. Acta anat. *24*, 51—87. Basel: Karger.

MONES, R., 1960: Vertebral angiography. Arch. Neurol. Psychiatr. Chicago *2*, 103—103.

MONIZ, E., 1933: L'angiographie cérébrale tronc basilaire et artères dérigées. Encéphale *28*, 705—708.

— 1937: Déformation des sinus droit et longitudinal inférieur et des veines profondes du cerveau dans la diagnostic des néoplasies cérébrales. Zbl. Neurochir. *4*, 241. Leipzig: Barth.

MONIZ, E., et F. ALMEIDA, 1933: Le sinus droit et l'ampoule de Galien opaficifiés par la voie du tronc basilaire. Lisboa méd. *10*, 587.
— et A. LIMA, 1930: Aspects artériographiques du cerveau dans les tumeurs de la fossa cérébelleuse. Rev. neurol. II, 54—62. Paris: Masson.
— et A. ALVES, 1933: L'importance diagnostique de l'artériographie de la fossa postérieure. Rev. neurol. II, 91—96. Paris: Masson.
— A. PINTO et A. ALVES, 1933: Artériographie du cervelet et des autres organes de la fossa postérieure. Bull. Acad. Méd. Paris *109*, 758.
MORRIS, L., 1959: Arteriographic demonstration of the vertebral artery with special reference to percutaneous subclavian puncture. Brit. J. Radiol. *32*, 673—679.

NAMIN, P., 1953: L'angiographie vertébrale. Paris: Thèse.
— 1954: Percutaneous vertebral angiography. J. Neurosurg. Springfield *11/5*, 442—457.
— 1955: L'angiographie vertébrale. Paris: G. Doin et Cie.
NETTLE, S., L. STEINHART, B. DITÉ und M. KROO, 1958: Unsere Erfahrungen mit der diagnostischen Ausnützung des tiefen Phlebogrammes bei intrakraniellen raumbeengenden Prozessen. Fortschr. Röntgenstr. *89*, 645—659. Stuttgart: G. Thieme.
NIEMEYER, P., und F. POMPEU, 1954: Die Vertebralisangiographie bei den Geschwülsten der hinteren Schädelgrube. Arch. Psychiat. Nervenk. *192*, 220—233.
NORLEN, G., and S. N. PALY, 1960: Aneurysms of the vertebral artery. J. Neurosurg. Springfield *17*, 830.

OLIVECRONA, H., 1935: Bericht über arteriographische Darstellung der A. vertebralis. Zbl. Chir. *62*, 1904.
OLLSON, O., 1953: Vertebral angiography. Acta radiol. (Stockh.) *40*, 103—107.
— 1953: Vertebral angiography in cerebellar haemangioma. Acta radiol. (Stockh.) *40*, 9—16.
— 1953: Vertebral angiography in the diagnosis of acoustic nerve tumours. Acta radiol. (Stockh.) *39*, 265—272.

PETIT-DUTAILLIS, D., B. PERTUISET, J. ROUGERIE et P. NAMIN, 1953: Indications et résultats de l'angiographie vertébrale en neurochirurgie. Presse méd. *61*, 1499—1503.
PHELINE, CH., P. VIALLET, L. SENDRA, P. COMBE, L. CHEVROT et P. AUBRY, 1956: L'utilisation de l'angiographie cérébrale totale simultanée, par voie intraveneuse chez l'enfant. Acta radiol. (Stockh.) *46*, 279—282.
PIA, H. W., 1957: Die Schädigung des Hirnstammes bei den raumfordernden Prozessen des Gehirnes. Acta neurochir., Suppl. 4, 1—182. Wien: Springer.
PLAUT, H. F., 1955: Vertebral arteriography of the brain. Amer. J. Roentgenol. *74*, 226—231.
PYGOTT, F., and C. F. HUTTON, 1959: Vertebral arteriography by percutaneous brachial artery catheterisation. Brit. J. Radiol. *32*, 114—119.

RADNER, S., 1947: Intracranial angiography via the vertebral artery. Acta radiol. (Stockh.) *28*, 838—842.
— 1949: Subclavian angiography by arterial catheterization. Acta radiol. (Stockh.) *32*, 359—364.
— 1951: Vertebral angiography by catheterization. Acta radiol., Suppl. 87, 1—131.

RICHTER, R., 1953: Phlebography in brainstem tumours. Acta radiol. (Stockh.) *40*, 182—187.

RIEMENSCHNEIDER, P. A., and A. ECKER, 1954: Venographic clues to localization of intracranial masses. Amer. J. Roentgenol. *72*, 740—753.

ROZANSKI, J., 1952: Peduncular hallucinosis following vertebral angiography. Neurology (Minneapolis) *2*, 341—349.

RUGGIERO, G., and F. CASTELLANO, 1953: Meningiomas of the posterior fossa. Acta radiol. (Stockh.), Suppl. 104, 1—177.

— et J. P. CONSTANS, 1954: L'artériographie vertébrale. Rev. neurol. *90*, 467—502. Paris: Masson.

— A. THIBAUT et J. BORIES, 1958: L'artériographie vertébrale dans le diagnostic neuro-chirurgical. Acta radiol. (Stockh.) *50*, 365—380.

SALTZMANN, G. F., 1959: Circulation through the posterior communicating artery in different compression tests. Acta radiol. (Stockh.) *51*, 10—16.

— 1959: Angiographic demonstration of the posterior communicating and posterior cerebral arteries. Acta radiol. *52*, 2—20; *52*, 114—122.

SCHAERER, J. P., 1955: Open indirect method of vertebral angiography. J. Neurosurg. Springfield *12*, 487—494.

SCHWARTZ, H. G., 1948: Arterial aneurysm of the posterior fossa. J. Neurosurg. Springfield *5*, 312.

SAUSSURE, R. L. DE, S. E. HUNTER and J. T. ROBERTSON, 1958: Saccular aneurysms of the posterior fossa. J. Neurosurg. Springfield *15*, 385—391.

SERGENT, P., J. ROUGERIE, B. PERTUISET et D. PETIT-DUTAILLIS, 1952: L'angiographie vertébrale percutanée cervicale antérieure d'après 130 cas. Presse méd. *70*, 1415—1418. Paris: Masson.

SHEEHAN, S., R. B. BAUER and J. S. MEYER, 1960: Vertebral artery compression in cervical spondylosis. Neurology (Minneapolis) *10*, 968—986.

SHELDON, P., 1956: Special needle for percutaneous vertebral angiography. Brit. J. Radiol. *29*, 231—232.

SHIMIDZU, K., 1937: Beiträge zur Arteriographie des Gehirns, einfache perkutane Methode. Arch. klin. Chir. *188*, 295—316.

SJÖGREN, S. E., 1953: Percutaneous vertebral angiography. Acta radiol. (Stockh.) *40*, 113—127.

SJÖQVIST, O., 1938: Arteriographische Darstellung der Gefäße der hinteren Schädelgrube. Chirurg *10*, 377—380. Berlin: Springer.

SPATZ, E. L., and J. W. BULL, 1957: Vertebral angiography in the study of subarachnoid haemorrhage. J. Neurosurg. Springfield *14*, 543—547.

SUGAR, O., and P. C. BUCY, 1954: Some complications of vertebral angiography. J. Neurosurg. Springfield *11*, 607—615.

— L. B. HOLDEN and C. B. POWELL, 1949. Vertebral angiography. Amer. J. Roentgenol. *61*, 166—182.

SUTTON, D., 1952: Diagnosis of intracranial vascular lesions by percutaneous vertebral angiography. Arch. Middl. Hosp. *2*, 228—238.

— 1953: Radiologic aspects of pontine gliomata. Acta radiol. (Stockh.) *40*, 234—248.

— and R. D. HOARE, 1951: Percutaneous vertebral arteriography. Brit. J. Radiol. *24*, 589—597.

— 1959: Vertebral arteriography by percutaneous brachial artery catheterization. Brit. J. Radiol. *32*, 283—283.

SWANN, G. F., 1958: Vertebral arteriographie using the sheldon needle and modifications of it. Brit. J. Radiol. *31*, 23—27.

TAKAHASHI, K., 1940: Die perkutane Arteriographie der A. vertebralis und ihrer Versorgungsgebiete. Arch. Psychiat. Nervenk. *111*, 373—379.

TARNOW, G., 1958: Über vorübergehende funktionelle Durchflußverzögerungen im Karotis- und Vertebralisangiogramm. Fortschr. Röntgenstr. *89*, 671.

TIWISINA, TH., 1952: Die Vertebralisangiographie und ihre diagnostische Bedeutung. Fortschr. Röntgenstr. *77*, 662—671. Stuttgart: G. Thieme.

— 1955: Indikation, Fehler und Gefahren der Vertebralisangiographie. Langenbecks Archiv *282*, 459—464.

TÖNNIS, W., und H. W. PIA, 1952: Die Geschwülste der mittleren Schädelgrube im Angiogramm. Zbl. Neurochir. *12*, 145—165. Leipzig: Barth.

— und W. SCHIEFER, 1959: Zirkulationsstörungen des Gehirns im Serienangiogramm. Springer Verlag.

UMBACH, W., 1952: Untersuchungen zur Phlebographie der Hirngefäße. Fortschr. Röntgenstr. *77*, 179—187. Stuttgart: G. Thieme.

— 1953: Zur Vertebralisangiographie; Gefäßdarstellung eines Kleinhirnbrückenwinkeltumors. Arch. Psychiat. Nervenkr. *186*, 406—412.

— 1954: Vertebralisangiographie und Blutbild als diagnostische Hilfsmittel zur Erkennung von Kleinhirnangioblastomen. Nervenarzt *25*, 356—359. Berlin: Springer.

VIALLET, P., L. SENDRA, L. CHEVROT, P. COMBE, P. DEXCUNS et P. AUBRY, 1956: Nouvelle méthode d'angiographie cérébrale simultanée totale par injection intraveineuse rapide. Acta radiol. (Stockh.) *46*, 273—278.

VIRTAMA, P., and E. KIVALO, 1957: Impression on the vertebral artery by deformations of the uncovertebral joints. Acta radiol. (Stockh.) *48*, 410—412.

WEBER, G., 1957: Der Hirnabszeß. Stuttgart: G. Thieme.

WITTKOWSKY, L., 1950: Ein seltenes angiographisches Bild bei einem Meningeom der hinteren Schädelgrube. Arch. Psychiat. Nervenkr. *185*, 414—422.

WOLF, B., C. NEUMAN and B. SCHLESINGER, 1955: Diagnostic value of deep cerebral veins in cerebral angiography. Radiology Syracuse, USA *64*, 161—177.

YAŞARGIL, M. G., 1956: Eine seltene subtentorielle Tumor-Kombination. Acta neurochir. *5*, 92—101. Wien: Springer.

— Vertebralisangiographie. Röntgendiagnostik, Ergebnisse 1952—1956, SCHINZ-GLAUNER-UEHLINGER (S. 282—306). Stuttgart: G. Thieme.

ZACLIS, J., 1955: Accidental retrograde vertebrobasilar angiography. Arq. Neuro-Psiquiatr. *13*, 357—362.

ZIEDSES DES PLANTES, B. G., 1953: Discussion of the angiographic papers. Acta radiol. (Stockh.) *40*, 194—194.

ZIELKE, K., und H. WEIDNER, 1960: Eine einfache und ungefährliche Punktionsmethode zur Kontrastmittelfüllung der A. vertebralis. Acta neurochir. *9*, 87—101. Wien: Springer.

ZÜLCH, K. J., und E. CHRISTENSEN, 1956: Pathologische Anatomie der raumbeengenden intrakraniellen Prozesse. Handbuch der Neurochir. 3. Band. Springer.

— und W. NACHTWEY, 1958: Pathologie und Klinik des Aquäduktverschlusses. Zbl. Neurochir. *18*, 80—106. Leipzig: Barth.

Druck: Adolf Holzhausens Nfg., Wien